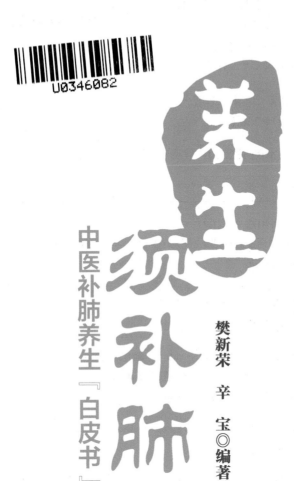

养生须补肺

中医补肺养生「白皮书」

樊新荣 辛 宝◎编著

中国中医药出版社

·北京·

U0346082

图书在版编目（CIP）数据

养生须补肺 / 樊新荣，辛宝编著 . —北京：中国中医药
出版社，2018.1（2024.9 重印）

ISBN 978 – 7 – 5132 – 4636 – 1

Ⅰ.①养… Ⅱ.①樊…②辛… Ⅲ.①补肺 – 基本知
识 Ⅳ.①R256.1

中国版本图书馆 CIP 数据核字（2017）第 295520 号

中国中医药出版社出版

北京经济技术开发区科创十三街 31 号院二区 8 号楼
邮政编码 100176
传真 010-64405721
北京盛通印刷股份有限公司印刷
各地新华书店经销

开本 880×1230 1/32 印张 5.5 字数 77 千字
2018 年 1 月第 1 版 2024 年 9 月第 2 次印刷
书号 ISBN 978 – 7 – 5132 – 4636 – 1

定价 29.80 元
网址 www.cptcm.com

服 务 热 线 010-64405510
购 书 热 线 010-89535836
维 权 打 假 010-64405753

微信服务号 zgzyycbs
微商城网址 https://kdt.im/LIdUGr
官 方 微 博 http://e.weibo.com/cptcm
天猫旗舰店网址 https://zgzyycbs.tmall.com

如有印装质量问题请与本社出版部联系（010-64405510）

前言

肺腑之言
——中国呼吸之殇的出路何在

作为一名多年从事中医临床的医生，每遇到秋冬季节门诊上因感冒、咳嗽、咽喉炎等呼吸疾病日益增多的患者，我就会感觉无比揪心。尤其近年来雾霾预警信号多次亮起，呼吸系统的发病率一直居高不下，就诊人数比过去增加 20%~40%，其中儿童群体的发病率首当其冲，其次就是一些曾患过肺病的老患者，他们病发时呼哧呼哧的艰难呼吸声，就像过去破旧的风箱发出的抽拉声，让人心惊！

在秋冬的残阳里，总能收到一些慢阻肺、肺癌病人病情加重的消息，偶尔卷来的寒风中还夹杂着其中一些人因病离世的噩耗，这是作为一名医者最不愿听到的事情。

伴随电视、报纸、杂志、网络等各大媒体有关空气污染的相继报道，不仅令医者担心病人，更让百姓对"呼吸"深感畏惧。然而这时候，很多不良商家做出的行为实在令人发指，他们打着"养肺治病""食疗防雾霾"的幌子"欺诈"普通百姓——脱销质次价高的口罩、空气净化器，并且"暴力"涨价，更有某些不具任何功效的食品、药品趁机蹭热度，将百姓担忧的事变成牟取利益的"狂欢节"！

为了进一步脱销产品，甚至有些商家利用百姓的畏惧心理，打着专家旗号编造出各种虚假信息。在这个信息爆炸的时代，虚假信息的传播速度远比真相传播得快，时不时会在微信朋友圈中看到所谓的"抗雾霾方"，"治肺根本在于'排毒'与'清毒'"……一系列似是而非的内容。

然而让人深感欣慰的是，每当这些虚假信息迅速传播时，就会有一些真正的专家学者出来发声，激浊扬清。但这却依旧很难改变人们对信息内容的担心，看看一些专业机构发布出来的数据报道，确实令人心忧！

《2013—2017 年中国城市环保行业市场前瞻与投资战略规划分析报告》指出，环境中的空气污染和水污染是肺癌、肝癌和胃癌在中国成为常见癌症的原因。

2013 年 10 月 17 日，世界卫生组织下设的国际癌症研究机构（IARC）宣布，室外空气污染可以导致癌症，并正式将其划分为一类致癌物质。IARC 指出，有充分证据证明空气污染可以导致肺癌，还有证据显示，空气污染也会增加膀胱癌的患病概率。

2012 年底发布的《2010 年全球疾病负担评估》显示，当年全世界有 38.75% 因空气污染导致的过早死亡事件发生在中国。在 2010 年，空气污染导致了中国 124 万人过早死亡，其中，14 万居民因肺癌死亡。

来自北京市卫生局的数据显示，2001 年至 2010 年，北京市肺癌发病率增长 56%，年平均增长率为 2.4%。全市新发癌症患者中，有 1/5 为肺癌患者，肺癌死亡率位居众癌之首。

过去 30 年内，我国肺癌和乳腺癌的死亡率大幅攀升，分别上升了 46.5% 和 96%。预计到 2025 年，我国肺癌病人将达到 100 万，成为世界第一肺癌大国。

2016 年 2 月，"2015 年医院癌症新发病排行榜"发布，与 2014 年收治的新病人相比，肺癌仍居榜首，连同宫颈癌、乳腺癌、鼻咽癌、直肠癌一起排在前五位，胃癌、卵巢癌则上升至第六、第七位，肝癌及肝内胆管癌、淋巴癌、结肠癌排名第八至第十位。

未来真的会有越来越多的中国居民因空气污染而出现健康危机——罹患肺病而殇吗？

其实不然，就肺病中死亡率最高的肺癌而言，空气污染与肺癌的发生确实存在正相关，但如果说它是罪魁祸首那就有些夸大其词了。肺癌的发生是多因素共同作用的结果，比如居住环境、吸烟等。特别是吸烟，据研究证实：吸烟是肺癌的重要诱因之一，有效控制吸烟可以降低肺癌的发生率。

现在，虽然医学界对于肺病的成因依旧存在很大的争议，但是作为维护健康的医者，当看过太多因肺病而饱受折磨的患者及家庭，恐怕更多的是考量如何通过一切有效的方法缓解病人的病痛了。中医学有个"治未病"的理论，强调未病先防、欲病防萌、既病防变、愈后防复，其实对肺病的防治就很有启发。目前为什么我们中国肺病的发病率和死亡率比较高，除了发病因素外，个人认为还有三个方面的原因：

其一，由于目前我国对肺病检测与预防知识的普及不足，所以八成以上的肺癌患者一发现就是晚期。这样的局面，真的是令医者悲，患者哀。

其二，在肺病的治疗上存在着很大的误区——只解决眼下，缓解症状就好，并没有从根本上治愈肺病。以前，很多医院是通过抗生素等药物对肺炎、老慢支、肺喘、肺气肿、肺癌等肺病进行治疗的，这种治疗方法只能够对肺病患者起到解痉平喘、消炎、止咳、化痰的功效，却不能够从根本上治愈，延误了肺病的最佳治疗时间，并且还带来一系列的后遗症，最终只会让我们看到"越治越严重"，同时治疗费用也比较高，无疑加大了患者家庭的经济负担。中医强调，"治病必求于本"，如果能从肺本身的功能出发，就可以解决局部治疗难以治本的尴尬，更好地强化治疗的效果，这才是肺病治疗的正道。

其三，就是我们对肺概念认识的问题，很多医生，甚至是在临床工作了很多年的中医师，依旧对中医之"肺"的认识存在诸多误解与不足，混淆了中、西医脏腑的概念，所以无法很好地做到辨证与辨病，导致对一些肺病不能够做到全面地辨证施治，也影响了治疗效果，延误了病情。作为医者，我想警醒世人：肺的健康真的很重要！它是人"精气神"的重要源泉，是健康长寿的基本要素，是养生学中不容错过的环节。我希望通过本书能将多年医、教、研的心得体会与大家分享，帮助更多的读者正确地认识"肺"，更好地"补肺"养生，让每个人都能够不得病、少得病、晚得病，最大程度地提高人生的幸福指数，益寿延年！

我们写这本书的初衷，是希望所有读者能够正确地认识肺，了解肺，然后很好地养护肺。其次，很多人都觉得中医高深，阅读中医书籍更是晦涩难懂，我们希望通过这本融合了众多专家之智慧的书，用最平实的语言，给大家讲述一些中医治病的道理，让大家从中获益。

——祈愿众生安乐，远离肺病。

樊新荣　辛　宝

2017 年 12 月

目录
contents

影响肺的坏因素

肺好全靠——补

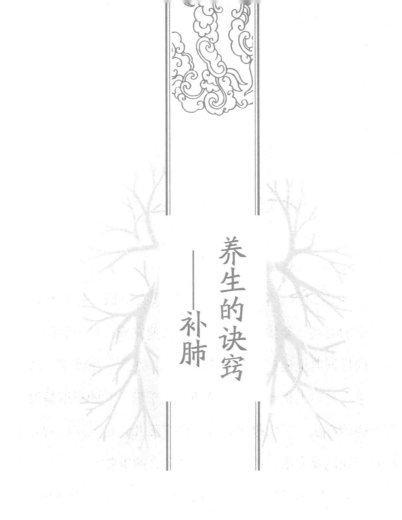

养生的诀窍

——补肺

生命离不开呼吸，呼吸离不开肺，肺好，生命动力才强健。中医说，肺主气，这个气在一定意义上来说也是一切生理功能的基础，所以中医养生的根本离不开肺气充足，保养好你的肺，切记生命在于呼吸间。

❧ 肺好，身体棒 ❧

在成语词典里有"事半功倍"这么个词，告诉我们在做事的时候，要找对方法才能够快速完成自己想做的事情。同样词典里还有一个词儿叫"事倍功半"，看着和"事半功倍"外形上很像，但意思却相差千里，它的意思是没有正确的方法，付出很多收获却寥寥无几，足见正确的方法对于我们要完成一件事情来说是多么的重要。

经常会听到很多人抱怨中医养生效果不明显、中医的疗效慢……就是因为抱怨的人多了，大家也就这么认为了。其实这是一种误区，有多少人想过自己采取的养生方法是否正确？补得是否是时候？养生绝不是自己根据时节，保持一点活动时间，或者买好多补药，乱吃一气就能够做到的。别让养生成为"事倍功半"的事情，想要提高养生效率一定要找对方法。

——要想高效养生，该从何处入手呢？

地球上一切生机皆源于气，所有生物从出生到死亡无一不需要"气"来推动和滋养。这里所说的"气"并不仅仅是空气，从中医层面来讲，是维持人生命的"生命之气"，简称"生气"，人因为这口气而活着。中医学经典著作《黄帝内经》里有一篇就叫《生气通天论》，讲述的就是人体的气——生气，与自然界相通。人的生气，是以肺为基础运作的。"肺者，气之本，魄之处也"出自《黄帝内经·素问》，这句先贤圣语告诉了我们常被大家挂在嘴

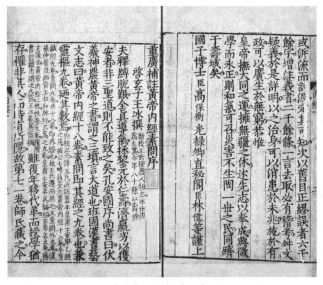

▲《黄帝内经·素问》书影

边的"精气神"中气的由来，所以养"生气"就要养好肺。

——那我们又该怎样行之有效地养好肺呢？

我们先来了解一下什么是"肺"。从西医学的角度来说，"肺"就是主管呼吸的脏腑器官，主要促进机体吸入外界氧气，并排出生命代谢过程中产生的二氧化碳及产物。而中医上所指的"肺"则要比西医复杂得多，中医理论上的"肺"不仅仅是指脏腑器官，更是指机体内一套完整的系统，一组功能单位。肺在一定程度上是一切生命活动的动力。从这个角度来讲，中医里的养肺就相当于养生命、养全身。因肺为"娇脏"，故中医将养肺看得尤为重要，而养肺的关键就在于"补"，所以补肺对于养生来说极其重要。

对于"养肺就相当于养全身"这个说法，或许有些人会持质疑态度，但这个观点并非一人之见，在《黄帝内经》中有"五脏之应天者肺，肺者，五脏六腑之盖也"的观点。这句话就是在告诉我们肺就好像是人体内的天，所有的脏腑器官无一不受到它的滋养，无一不受它的庇护。中医又把肺叫作"华盖"，意思就是"保护伞"，再用个形象的比喻来说，肺相当于人体的大气层，如果没有大气层的保护，地球外围空间的流星、陨石等都会纷纷坠落到地球，不仅会将地球砸得坑坑洼洼，地球上的生态环境也将不复存在，甚至陷入随时可能毁灭的状态！

除了保卫全身脏腑外，肺还肩负着一项重要的工作——呼吸。呼吸是人自出生到死亡过程中必不可少的一项生命特征，一气呵成贯穿一生，从不停歇。呼吸的质量关系到生命品质的好坏，空气质量越高，生活在其中的人健康指数也就越高，寿命也就越长。所以，虽然城市生活比较富足，但是很多长寿之乡却都在山清水秀、树木茂盛的偏远乡村。长寿之乡除了山水比较养人外，更是因为那里的空气养人。

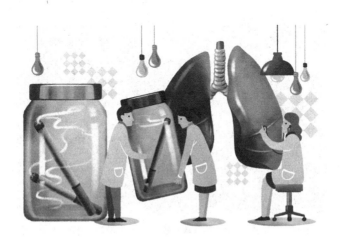

　　随着经济的发展，城市空气中的"脏东西"也越来越多，被吸入体内的有害物质也就越来越多，远远超出肺系统的负荷能力，新陈代谢却越来越慢，"脏东西"在体内越积越多。同时人体的恒温为某些物质提供了繁衍的温床，逐步导致人肺气不足，肺系统功能下降，最终引发肺系统疾病，甚至触发全身性的组织病变。所以，拥有一个健康的、动力十足的肺，对于久居城市的人来说尤为重要。

　　现在，人们的生活水平越来越高，对于健康的重视程度也与日俱增。很多人在家里随时准备些薏米、红豆、山药等食材补益脾胃；或者在家里准备血压计、心脏仪，随

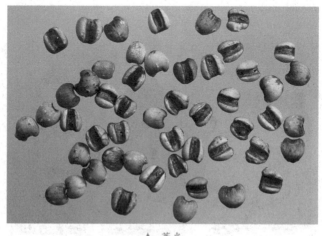

▲ 薏米

时关注心脏的运行；或者每周对肾进行一次保健。然而，有多少人真正注意过自己的呼吸，关注过自己的肺呢？

生活中，人们普遍认为感冒、咳嗽是小病，"死不了人"，没必要当回事，更没必要去医院看医生，过几天自己就会好。但是往往有一部分人久咳不愈，直到咳嗽时出现胸闷、气短、出血，甚至夜不能寐，才会想到去医院看医生。这样的患者我在门诊中也遇到过不少，他们都是抱着侥幸的心理来对待自己的身体。我称这种侥幸心理为不负责任，就是这种侥幸心理让患者害了自己，不仅让小毛病变成重病，更让自己的家庭承担起严重的经济和心理负担。

所以，我们要像注重脾胃一样注重肺，要像呵护心肝一般呵护肺，要如高度关注肾那般关注肺。在平时的生活中多关注一下自己的肺，只有肺好气足，我们才能有个好身体。养生莫忘养肺！

❧ 肺病起因多，养生需注意 ❧

　　我在门诊中常会接待很多转诊的老病号，他们会痛苦地抱怨天气的无常，病情的反复，也会抱怨看过的医生、服用过的药物，尤其春秋两季让一些老肺病患者更为痛苦。

　　在春秋两季，门诊量增多，其中以过敏性鼻炎患者居多，他们每天感觉最难受的就是会常常喷嚏接连不断，眼痒、耳痒、嗓子痒。喷剂药物只能帮他们暂时缓解。如果

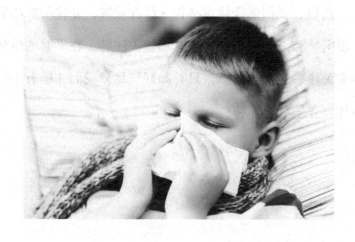

加班劳累、体力透支，病情就会频繁发作。其中不少人被这小小的过敏性鼻炎折磨得极为痛苦，却又无可奈何，到最后不少人就抱着"死马当活马医"的心态来中医门诊就诊。

另外，秋冬季节，小孩子常见的就是感冒、扁桃体炎、气管炎等疾病，不少孩子会出现生两场病就过一个季节的情况，就是说每次发病都要一个月以上才能好。孩子难受不说，也让家长跟着一起费心遭罪。看着自家孩子就是比别人家的爱生病，很多家长对此无可奈何！

很多人会认为上述两种病患情况，皆是由于患者平时缺乏营养，体质差，没有抵抗力造成的。其实这两类人并非全部是由于生活中营养物质摄取不充足而患病，更多的是由于气候变化，防护措施不到位，导致邪气入侵，造成肺气运化功能受到阻碍，浊邪内留。另外，肺气不充足，血的运行速度就会越来越慢，日积月累，部分位置的血液阻塞凝结，在体内形成结节，最后生成病灶。

容易受邪气侵扰的主要有两个年龄层的人，七八岁以下的幼童和35岁以上的中老年人，其根本原因是前者的肺系统处于发育状态，环境一旦有强烈的变化，肺系统防卫不足，邪气很易入侵；而后者则是因为受到年龄的限制，身体的各方面机能下降，肺系统的防卫功能下降，难以抵抗邪气入侵。

所谓邪气，顾名思义，是相对于人体正气（抗病能力）而言的，是致病因素的代名词。那么，常见的邪气有哪些呢？

1. 空气污染

现在说到空气污染，最典型的就是让全国人民谈之色变的——雾霾，尤其是长期生活在北方的人都深有体会。以前都说北方人怕冷又怕热，但是最近两年他们最怕的却是伸手不见五指的雾霾天。当前雾霾天气发生频繁，形成了较为严重的雾霾污染，国家正在积极治理，但完全解决好雾霾问题，任务艰巨，难度很大，涉及面广，需要较长时期的综合治理。雾霾天气给气候、环境、经济等方面造成显著的负面影响：如降低空气质量，影响气压，导致大气能见度下降，阻碍空中、水上和陆上交通，影响生产、工作和国民经济发展等；对人体健康也有明显影响，如疾病的发病率和死亡率增加，使慢性病加剧，呼吸系统及心脏疾病恶化，降低人体的免疫功能，影响生育能力和心理健康，影响儿童的室外活动和生长等。雾霾红色预警一发布，小学生休假，酷爱广场舞的大妈们不得不在家休息，走在路上的上班族更是人人戴口罩，行色匆匆……高浓度的雾霾让置身其中的人鼻子发干、嗓子发痒、呼吸不畅、咳嗽、胸闷气短等。虽然有防霾口罩、净化器，却还是会有不适症状。由于部分防霾口罩的抗霾效果有限，回家清洁鼻腔，还是会看到很多黑色颗粒物。雾霾天不戴口罩就出门，那呼吸道中的情形就真的让人难以想象了！

目前，空气质量差成为各经济高速发展地区的通病。车辆尾气排放、冬日取暖、厂矿企业的开采，许多粉尘颗粒伴随烟雾进入到空气中，人呼吸时需要过滤大量杂质，长期的超负荷运作，让肺的压力过大，面临随时崩溃的局

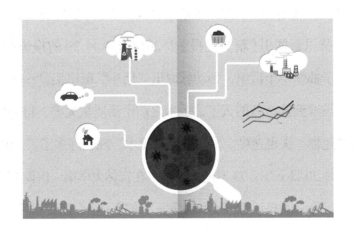

面，皮肤过敏、气管炎、支气管炎、硅肺病、肺癌……各种疾病接踵而至！

2. 吸烟

所有人都知道，吸烟有害健康，但每年依旧有不少人投身到烟民行列中。焦油、尼古丁等高浓度的有害物集中攻击肺部系统。近距离、多频次的伤害，让指甲、牙齿、夹烟的手指发黄变黑，皮肤慢慢皲裂，咳嗽、咯痰、气管炎等一系列病症相继到身体上"报到"。虽然说吸烟不一定会导致肺癌，但是每 10 个肺癌患者中至少会有 8 人抽烟或者经常身处二手烟的世界里。相较于雾霾来说，吸烟的恐怖程度要远超 10 倍以上，对于人类来讲，吸烟无异于自残。在这里我只能奉劝广大烟民一句：好自为之。

腾讯新闻引《新文化报》于 2017 年 9 月 29 的报道《73 岁男子抽烟半个世纪，颈动脉取出"烟斗"斑块》："……好几年没看到这么蓝的天了，手术之前生活质量太差，得病后眼睛迷糊，头也迷糊。多亏了及时手术，现在好多了。"2017 年 9 月 20 日下午，73 岁的万泰君坐在吉林大学第一医院病床上感叹着，说起颈动脉狭窄的病况，老爷子至今还有点后怕。

万泰君家住吉林省延吉市，早在四五年以前，他就经常感到头晕、眼花。一周前，万泰君在家属陪同下来到吉林大学第一医院神经血管外科就诊，经过颈动脉彩超等相关检查，最后被确诊为重度颈动脉狭窄，并且狭窄程度已达99%，需要手术治疗。

经医生询问得知，患者竟有长达50多年的烟龄，而正是常年吸烟外加不良生活习惯才导致患病。老人的儿子万永杰说，父亲20多岁开始抽烟，烟龄长达"半个世纪"了。年轻时一天至少抽一包烟，后来岁数大了，平均一天也得两支烟。

万泰君的主治医生，吉林大学第一医院神经血管外科副主任医师徐大夫说，他是一名高龄患者，属于典型的重度颈动脉狭窄，狭窄程度达到99%，考虑到不及时治疗会有脑出血的风险，经过对患者身体状况的评估，最后决定采取颈动脉内膜剥脱手术治疗。

主治医生说，所有斑块取出后"戏剧性"的一幕出现了，在场医生吃惊地发现，这些斑块竟然神似"烟斗"形状！

3. 油烟

柴米油盐酱醋茶无疑是人们生活中的必要话题，然而谁能够察觉到在菜香米甜的烹制过程中，隐藏着健康的杀手呢！油烟看起来轻描淡写，却也是健康的大隐患！

中医认为，咽喉，肺胃之门户，咽通于胃，喉通于肺。咽喉是司饮食、行呼吸、发声音的器官，上连鼻与口腔，下通肺和胃肠。同时，咽喉又是经脉循行之要冲及汇聚处。长期处在油烟、灶烟和各种调料混合而成的高浓度环境中，时间久了人就会感觉呼吸不畅，呼吸加重，还有一些人会出现皮肤红肿、咳嗽、血脂黏稠、血压升高等病症，其根本原因是由于油烟堵塞了皮肤、呼吸道、肺，最终导致人体气血运行不畅。

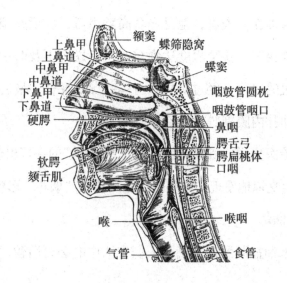

除了职业的厨师，很多家庭主妇也经常会出现做完饭后却吃不下饭的情况，这就是因为做饭时吸入了大量油烟而导致的结果。想对此有更清晰的认识，可以回想一下家里的抽油烟机。抽油烟机长时间不清洗，会有大量黄色黏性油脂渗透出来，这些油脂很难清理。试想一下，这些物质被吸入人体，又是怎样的情景呢？

4. 坏情绪

其实，很多人的病都是"气"出来的，不仅是因为环境中的空气污染对身体造成损害，更因为大多数人是由于坏情绪而引起"气"不顺所致。相信大家都有过这样的体验：心情好的时候，看什么都高兴，会觉得神清气爽，就会吃得香，睡得香，身体也会觉得非常舒服；而心情坏的时候，则会食欲低下，睡觉也会不安稳，甚至彻夜难眠；而极度的坏情绪，比如生气时会全身发颤，手脚哆嗦，严重时脑袋里一片空白，过后则是头昏目眩，浑身疼痛。脾气相对暴躁的人对这肯定深有体会。人在情绪激动时，呼吸就会变得急促，甚至会出现过度换气的现象。这时肺泡就会不停扩张，所以很多人在最生气时肺部会疼。这也是为什么常有人在生气时说"肺要气炸了"。

人的情绪包括：忧、思、恐、惊、悲、怒、喜。这些情绪一旦失调，有的会使人易于消沉，有的会让人气郁不舒，有的会让人气火上扬……中医里相关的病案不少，这些病初期是有征兆的，如果病人能够及时发现，注意调节情绪，就可以改善。但是懂得自我调节的人太少了，很多因情绪所致的病都会发展到需要用药物来治疗，如果在治疗过程中患者改变自己的心境就可快速治愈，否则很难根除。咱们还是以《红楼梦》中的林黛玉为例，如果在薛宝钗进贾府后，黛玉能保持开阔的胸襟，少思少忧，让自己天天开心，也不至于最后落得个咳血而亡。

除了上述常见的"邪气"以外，还有其他会损害肺的"邪气"，比如沼气、瘴气等，这些大多是特殊职业才能够接触到的，在此就不一一论述了。虽然我们无法彻底杜绝这些致病因素，但是知道了危害就能采取一些行之有效的措施来防御。

不管是要调理身体，还是要健康养生，都需要你对自己的身体有正确的认识，更要对这些养生知识重视起来！

❧ 肺为娇脏，其气不可不养 ❧

　　第一次见到肺所带来的震撼，让我感觉如在昨日。但那次参观肺标本，让我收获颇丰。粉红鲜嫩的婴儿肺，透着无尽生机，仿佛下一刻它就会跳动，呼吸起来；健康成年人的肺，颜色深红但上面布满了星星点点的黑褐色，静

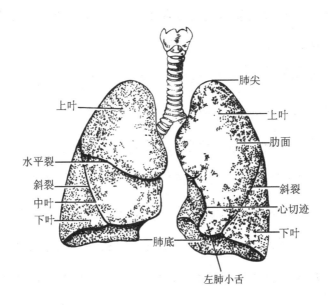

左图标注：
肺尖
上叶
上叶
肋面
水平裂
斜裂
斜裂
中叶
心切迹
下叶
下叶
肺底
左肺小舌

静地诉说着成长过程中遭遇过的点点滴滴；再看肺病患者的肺，恐怖而阴森的黑褐色布满表面，深沉得让人看着就痛，仿佛还能够听到肺病患者临终前沉重而又艰难痛苦的呼吸声！

参观过程中很多刚接触医学的人会问："健康成年人的肺上为什么会有星星点点的黑褐色呢？"这让我不自觉地想到明朝《薛氏医案》中："肺主皮毛而在上，是为娇脏，形寒饮冷则伤肺"。翻译成白话来说就是：肺主管着皮肤和毛发，居于人体上部，是人体最稚嫩、最容易受到伤害的部位，外界气温骤变、吃喝时冷热过度都会对肺造成潜在的伤害。

肺上的星星点点是记录我们生活环境与生活习惯的年轮，每一次呼吸、每一口冷饮、每一场病痛都会在肺上留下或隐或显，或深或浅，或长或短的痕迹。尤其近年来环境污染的日益严峻、不良情绪的积累、不健康的生活方式，给肺带来的危害越来越多，使呼吸面临严峻考验。

——我们只能选择默默忍受吗？我们要如何自救呢？

反思生活确实能够让我们学到更多，生活中的小事也能给我们带来治疗疑难杂症的灵感。对抗外界侵害最为有效的方式有两种，一是将来犯的"敌人"消灭掉，二是强健自身，加强防御。对于目前现状来说，改变大的环境污染，是我们短时间内很难做到的事情，所以我们只能采取第二种方法。

那么，我们要如何做才能够达到目的呢？

我们还是先来说件大家极为认可且普遍存在的事情：运动员的健康状况要优于普通人，且不容易生病。有的人认为他们的肌肉发达，身体素质好；有的人认为他们的免疫力强，可以抵抗常人不可抵抗的危害。

但根本的原因究竟是怎样的，只是因为他们健硕的体魄和超强的免疫力吗？

西医将人体的免疫系统分为三部分，被普遍称为人体的三道防线。第一防线是由皮肤和黏膜及毛发构成，通俗地讲就是皮肤和呼吸系统组成了人体抵抗外界侵害的第一道防线，也就相当于我们之前介绍过的中医里的肺系统，由此可见医学理论是殊途同归，没有好坏之分，中西医在很多方面可以取长补短，相互补充，只有这样才能够更好、更快地治病救人。

言归正传，为了能够让大家对西医里的"肺"，也就是我们常说的呼吸系统能有更清晰的认识，我先从解剖学角度来做一个深入浅出的介绍。人体的呼吸系统主要是由呼吸道（鼻腔、咽、喉、气管、支气管）和肺组成。气体通过呼吸道进入肺，呼吸道表面覆盖着黏膜，部分位置生长有绒毛，用来过滤和排出跟随空气一起吸入的杂物。肺

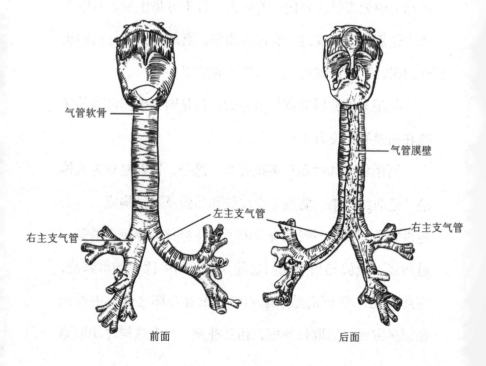

气管软骨

气管膜壁

左主支气管

右主支气管

右主支气管

前面　　　　　　　　后面

是人体中最大的脏器，分为左右两部分，被称为肺叶，肺叶是由肺泡构成的。肺泡是一种半球状的囊，里面装满气体，呼吸时伸缩舒张完成氧气和二氧化碳的交换，通过伸缩将被阻隔在肺泡外的污染物带出体外。

经研究发现：运动员体内参与交换气体的肺泡要比普通人的多上数倍，周期运动频率也比普通人的快。所以运动员的呼吸要比我们的深沉，也就是我们常说的肺活量大。运动员体内高效运动的肺泡，能够帮助他们将吸入的污染物及时排出体外。

现在，回过头去看一下上面的问题，能够帮助身体抗击空气污染，保护肺的就是肺脏本身——肺泡。而从中医的角度来看，肺泡的功能得以发挥的基础就是肺气。

肺气足的人说起话来声如洪钟，铿锵有力；而肺气不足的人说起话来就会让人感觉有气无力，甚至有时候说句话中间还要换好几次气。中医认为，肺气具有保护五脏六腑，控制皮肤腠理（也就是毛孔开合），防止外邪入侵机体的作用。肺气不足，容易造成皮肤松懈，导致机体不能控制毛孔张合，邪气大量侵入体内，最终导致人体不能进行正常排汗，最常见的病症就是出虚汗。出虚汗是指人在不该出汗的时候出汗，出虚汗不仅让人感觉疲惫，更会让外界的寒邪容易侵入体内导致感冒发烧。

另外，有研究表明，中医所说的肺气在一定程度上与人的情志也有关系。肺气足的人往往性格开朗，对自己的情绪可以很好地把控；肺气不足的人往往比较悲观，容易情绪失调，爱哭，最典型的人物代表就是《红楼梦》中的林黛玉。她就是患有肺病，肺气虚弱，不仅让她总是一副哭哭啼啼、娇喘微微、两目含泪、眉头微蹙、颧红如妆的"病西施"的模样，更不能够将在大观园里吃的山珍海味化作养料进补虚弱的五脏六腑，以致整个人越来越虚弱，到最后咳血而亡。所以养生一定要找到关键，补肺更要补到位——补肺气。

肺为五脏之长，其气不可不查

生活在"尘世"的地球人，无一例外地受到天气的影响，人的健康可能因为老天"变脸"而发生变化，中医学有六淫（风、寒、暑、湿、燥、火）致病学说。因此，我们掌握了老天的"脾气"，采取措施固护肺卫之气来适应天气的变化，就不会让外界的大气候左右我们身体的"小气候"。时下，人们不太注重肺的保护，寒风凛冽中不戴口罩保暖，时不时吃根冰棍或冰激凌降温，喝个冰镇冷饮爽一爽……就在这样的无意识中深深地伤害着肺。然而当各种严重疾病突发时，却又无一不在警醒着人们肺健康的重要性。比如，在很多急性病症发作的时候，患者都会感觉呼吸急促。由于对病症认识不足，很多人会认为患者呼吸急促是由于病症剧烈疼痛所引起的。

其实并不一定如此，剧烈的疼痛并不能够让一个人呼吸加促，有谁看见或经历过因手指割伤、肩颈疼痛、感冒头痛而呼吸加促的！很多急性病症发作的时候，人之所以会呼吸加速，是源于人的自卫防护意识！

前面咱们曾经提到过肺气有保护五脏六腑的作用，肺气也是脏腑之气的主要来源。肺气如卫兵一样时刻护卫着体内的脏器，严防疾病入侵。对此中医理论中也有论述。《黄帝内经·素问》说："肺者，气之本"，"肺者，脏之长也，为心之盖也"，就是说肺主一身之气，身体内所有气的生成与运行都与肺息息相关；肺高于所有脏腑，向周身各处行气，所以被称为五脏之长。

肺气对于养生非常关键。在中医养生中，将一身之气分为先天之气和后天之气。先天之气是由胎儿在胎盘中吸收母体精华，通过肺的呼吸将母体之气转换为自身的生命之气，储存在脐下丹田位置。后天之气是由肺吸入的自然界清气，通过呼吸道进入体内，结合脾胃运化的水谷之精微所化生而成，积存在人体腹部肚脐眼下方约两横指"气海"之处。气不仅能够滋养身体，并能灌注心脉，帮助心推动血液运行，所以气在机体生命活动中占有着重要地

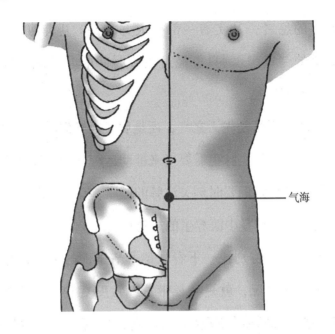

气海

位。不管是先天之气，还是后天之气，肺呼吸功能的健全
与否，不仅影响着自身气的形成与盛衰，更关系到生命个
体的寿数。

讲完先天之气，咱们再来说说后天之气对人的影
响。后天之气不足也就是中医里常讲的"气虚"，气虚
的人往往会出现少气不足以息、声低气怯、肢倦乏力等
症状，并且影响一身之气的运行，导致各脏腑经络之气
的升降出入运动失调。我在门诊上经常会遇到被称为"更

年期"的患者，其实有一部分人并非是"更年期"，就是简单的"气虚"，只要经过一段时间的调养就能够摆脱"更年期"。

总之，不管是先天之气，还是后天之气都需要肺来生成和运行，全身血脉也需要气来推动运行，所以肺气不足则身体不健，我们要时刻关注肺的健康，首先应关注肺气的充足与否，这是中医养生的关键！

在这里，特别说一下春秋冬季节里，门诊中常会遇到的另一种情况，就是家长带着经常反复发作上呼吸道感染和肺炎的孩子来就诊。家长会说，孩子经常感冒，一感冒就容易转成肺炎，住院打吊瓶，消炎药越用越多，

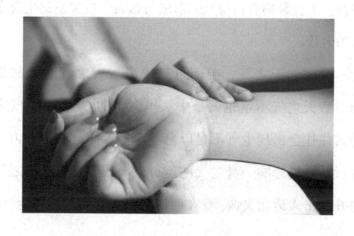

还总是反复发作，没办法了才来看中医，希望通过中医药帮助解决一下。遇到这种情况，中医师会先观察一下面色，细细听一下孩子的呼吸，问问孩子平时有没有出现过心慌气短等症，然后再诊疗，主要也是考虑到肺气充足与否的问题。

肺为相傅之官，通调身体从补开始

在中医理论中，肺还有一个非常重要的功能叫作"治节"，这是什么意思呢？治节，就是治理调节的意思。对于肺在人体内如何能够起到治理调节的功能，很多人对此没有什么概念。

首先，我们来看一下《黄帝内经》："肺者，相傅之官，治节出焉。"意思是说，肺如同古时候的宰相，起着辅佐君主、统领百官的任务。读到这里有人可能会有这样的疑问，人体内的君主是谁？当然是我们的心脏！虽然心脏在我们的身体内主管血液，每时每刻会派遣血液通往全身各处，但是，血流快慢、停留时间的长短却受到肺的影响。前面我们说过肺主气，气能够推动血的运行。所以肺对心控制血液的运行起到辅助作用，正所谓"肺气心血"，心之所以能推动血液运行，还是以肺气为基础，所以心离不开肺。

另外，中医还认为，正常情况下气在体内是以"升、降、出、入"的运动方式不断运动的。具体到肺，气的"升"与"出"，就称为"宣发"；"降"与"入"则称为"肃降"。而这个正常生理功能是由肺完成的。一旦肺的"宣发""肃降"失职，就会造成异常病理状态或严重的后果。

肺主宣发：向上排出体内的浊气；将由脾传输的水谷精微（相当于体内的营养物质）与津液，布散到全身，内至脏腑经络，外达皮毛；保卫机体，抗御外邪，调节腠理开合，将汗液排出体外。

肺主肃降：吸入自然界清气；促进气体的下降运行，将吸入的清气和由脾转输至肺的水谷精微和津液向下布散；肃清肺和呼吸道的异物。

除此以外，肺还有一个重要功能，即"肺主通调水道"。"通调"，即疏通调畅；"水道"，即水液运行的通道。相当于西医学所讲的水液代谢。

古人说："饮入于胃，游溢精气，上输于脾，脾气散精，上归于肺，通调水道，下输膀胱，水精四布，五经并行。"饮入的水液，从胃入脾，由脾吸收后向上转运到肺，通过肺气的布散作用而输送至全身，使五脏六腑、五官九窍、四肢百骸得到水液的滋养而发挥各自的功能。

具体来说，一方面通过肺气的宣发，使津液外达全身肌肤而为汗；另一方面通过肺气的肃降，使津液下输至肾和膀胱而为尿。总的来说，肺主气，肺以肺气为基础，实现着一系列重要的生理功能，在宣发肃降时，进行着气的输布和运行，调节着脏腑功能，作为中医脏腑系统的核心部分，肺的功能及作用无可取代。

对于"刮痧"，目的是为了助气行血，通调身体机能。

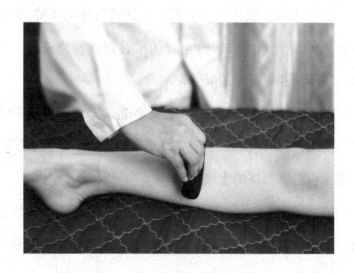

如果一个人的气足够旺盛，那么就可以自行推动血液循行，就不需要采用刮痧这种外部手段来帮助气血运行。想要让身体内的气血流通得更顺畅，就需要对身体内的气进行有效补充，而补充体内之气的根本就在于肺，肺强壮了，肺气就会充足，身体也不易出现瘀堵，所以通调身体的关键就在于补肺。

❧ 小毛病，肺的大杀手 ❧

在生活中，我们常会遇到一些诸如感冒、皮肤瘙痒、脱发等"小毛病"，对待这些"小毛病"，很多人往往会选择漠视，更会以"小毛病不要紧，抗抗就过去啦""抗病可以增强人的抵抗力"等各种理由搪塞关心自己的人或者自己糊弄自己。相信不少人都会或多或少地说过，或者听自己关心的人说过这类话，而且还有很多人认为小病症不需要看医生，无须搞得草木皆兵，所以在遇到所谓的"小毛病"时，这些人就会选择忽略不计，既不吃药，也不看医生，总觉得自己能把病给抗过去。

感冒被人们普遍认为是"小毛病"，人们总觉得患个感冒没什么，只不过是自己不小心着了凉，喝点热水，捂上被子睡一觉，出点汗就能好。殊不知，就是这样的意识已经在悄然间为自己的健康埋下了危害的种子。

相信很多人都曾有过以下一些相类似的经历：虽然发现自己感冒了，但不去看医生，也不吃药。起初感冒只是鼻塞流涕、呼吸不畅、说话声音变粗，而后可能会发烧、咳嗽、咯浓痰，感冒时间过长后，部分人会出现不同程度的头晕、心跳加速、呼吸困难……其实感冒并没有我们想的那么"小"，流涕、咳嗽、发烧实际上是肺系统在顽强抵御外界侵害时请求支援的信号弹；头晕、心跳加快、呼吸困难，则是自己已经败北，需要紧急救助的信号，到这个时候再去医院救治，大多数已是一个亡羊补牢的结局，很可能导致脑膜炎、肺炎、尿毒症等重症。这样的情况并非个例，在门诊中司空见惯。

有一位患者，男，35岁，年初2月份感冒，患者起初没有太在意，导致感冒将近一个月没好，开始自己拿些感冒药吃，吃药一个月左右效果不大，到当地医院找医生治疗，误诊为鼻炎，治疗将近一个月后，患者出现时常低烧的现象。到医院做全身检查，血象偏高，还有肾衰竭的迹象，转入肾病科做全面的检查，检查出是肾炎。随后治疗一个月，患者病情并没有得到很好的控制，后来到中医门诊就诊，结果检查被确诊为尿毒症。在听到病症结论后，患者及患者家属都非常诧异，不敢置信，没有选择中医进一步治疗。三个月后我电话跟进患者，患者家属悲痛欲绝地告诉我，在之后去了国内相当权威的肾病医院，结果和我给出的结论一样是尿毒症，需要换肾，考虑家庭状况等各方面原因，患者只能选择保守性治疗，每周都需要进行肾透析，但治疗效果并不理想，一段时间后就离世了。患者家属在电话里哭诉，患者从感冒到离世也就是短短半年多的时间，让全家都觉得他走得太过荒唐，亲人都无法接受。

这是一种悲哀，让人难以接受的悲哀！就是这么不起眼的小感冒在半年内带走了一个鲜活的生命，带走了一家的顶梁柱，还让家庭背上了沉重的负债！更令人悲哀的是这是现在普遍存在的一种现状，在很多人的观念里，中医不够可信，虽然治许多病中医有优势，但人们也不愿多听听中医给出的治疗建议，这种悲哀令我作为中医遍体生寒。

站在医学的角度，咱们来具体地说一下病例中的感冒为什么能够引发如此重症。西医认为外部细菌侵犯人体导致感冒，进而攻击脏器，逐步形成重症，这种解释有一定的道理。从中医的层面解释，外邪入侵，肺系统进行第一回合的抵抗防御，在防御过程中产生大量的鼻涕来抵抗细菌和滋润呼吸道，当鼻涕过多会导致呼吸道严重堵塞，时间过长引起肺气不足，从而输送到体内脏器的护卫之气也相对减少，由于缺乏了防护，一些本就隐藏的邪气，突然发起进攻，破坏人体健康！

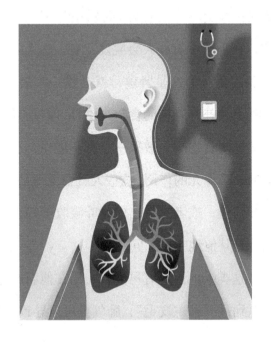

听别人的故事总会觉得离我们很远很远，但就是这种别人的故事往往会在不经意间发生在我们的身边，同样让我们难以置信，无法接受。在此我不想评价西医和中医谁好谁差，我只想借这个案例来提醒大家：不要忽略小毛病，对于我们的身体健康要随时关注。很多人都听过扁鹊为蔡桓公看病的故事，从"君有疾在腠理，不治将恐深"，到"君有疾在骨髓，司命之所属"，只不过短短的一个月，可见小毛病发展成重症的速度往往是让人猝不及防，所以我们要从现在开始对"小毛病"都重视起来。

另外，在生活中有些人会脱发，有一些人的脱发比较严重，很多人会认为这是肾虚，就会找一些诸如黑芝麻、枸杞子、海参等补肾强精的食物来滋补，但是其中不少人在吃了很多补肾食物后，效果一点都不理想，有的甚至根本就起不到一丁点儿的作用。这些人就会觉得是自己肾虚，或者没有补到位，或者是自己的营养吸收不好，从来就不会去想是否是其他地方出了问题。

其实，这类人的问题有可能就是出在他们的肺上。在前面我们提到过"肺主皮毛"，肺气虚可以导致头发干枯、易断、易脱落。我曾在门诊诊治一个女患者，产后脱发严重，生发剂、肾宝等用了很长时间，但是一点儿效果也没有，反而在短短两年的时间里一头乌黑亮丽的秀发掉得所剩无几，相识的亲朋见到她总是会一番感慨。患者由一个开朗乐观的人，逐渐变得郁郁寡欢，后来出现严重的自卑。产后气虚是所有女性做母亲后必经的一个过程，只是有的人非常注重养生，肺系统的循环运行非常好，产后的恢复速度快；而有的人不太注重自己的肺系统，生完孩子后学着西方女性的生活习惯去吃一些寒凉的食物，导致自己生完孩子后损失的那口气迟迟不能够补充上来，导致身体气血严重匮乏，让一些以前的"小毛病"变本加厉，逐步发展成影响生活质量的大毛病。

肺气虚是一种需要患者抱着积极心态去治疗的病症，当患者心气高涨后，病症消除也就会更快。在对那位女患者的治疗过程中，我给予了很多积极正面的能量，女患者的心态日渐趋于平和。通过一个多月的药物治疗，患者肺气虚的症状得到好转，待她头上长出新生毛发后，我让其停药，改为食疗。四个月后，患者发来康复后的照片，抱着孩子满脸欣喜，这位女患者不仅头发长长，长浓密了，自信心也回来了。

中医里肺系统中循环运行的肺气，不仅仅是身体的护卫之气，更是身体营养之气，健康之气。所以在此我要特意提醒大家，一定要时刻关注自身健康，从现在开始要把感冒、皮肤痒、掉头发等"小毛病"如重视大病一样关注起来，绝不能将不起眼的"小毛病"拖成要人命的大病！

另外，感冒、皮肤痒、掉头发……也都可以看成是肺发出的求补信号——肺虚了，需要及时给予营养补给了，只有早发现，早补充，肺气才能更充足，肺才能更健康，身体健康才能更上一层楼！所以，学会看懂肺的求补信号，是关爱肺健康、重视健康养生的必由之路！

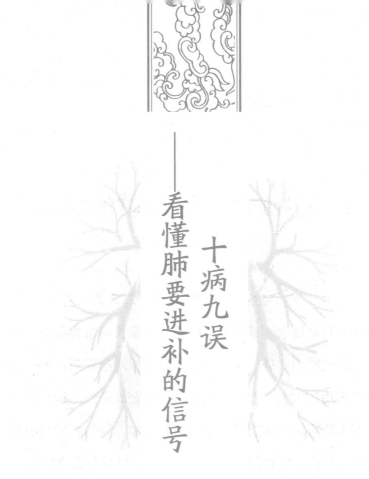

十病九误
——看懂肺要进补的信号

　　往往只有在重大疾病发生后人们才会惊慌失措地四处求医问药。在此之前身体发出的很多健康危机信号都被人们忽略和屏蔽，比如肺癌发生前，患者以前就会有咳嗽、呼吸困难、身体容易困乏等。所以，及时读懂身体发出的预警信号非常重要，尤其是肺部发出的预警信号。肺系统健康关系到一个人的五脏六腑，乃至全身健康。肺气虚了就要补，补肺是保证肺健康的必要选择，是坚固身体健康的十分实用和有效的方法！

❧ 肺要进补的信号——咳嗽变异性哮喘 ❧

近几年来咳嗽变异性哮喘一直在危害着人们的健康，发病率与日俱增。日常生活中，许多家长经常为孩子三天两头的咳嗽而头痛。要么自行给孩子服用感冒药，要么给孩子服用抗生素，但常常咳嗽不见减轻而来到门诊。常常见到大热天家长带着孩子到门诊看咳嗽，同病相怜的小朋友常常碰面。家长们往往觉得很纳闷，这是什么原因呢？

我认为，好发咳嗽的儿童一旦遇到冷空气，冷风或摄入冷饮或冰冻食品后，就会促使哮喘发作。现在，人们生活水平提高了，几乎家家都装上了空调。在炎热的夏季，空调使室外温度与室内温度相差很大，外面赤日炎炎，室内"清凉世界"。当人们大汗淋漓地由室外进入室内时，顿时觉得凉爽和畅快。但是，对于小孩特别是特应性（过敏）体质的孩子来说，犹如从夏季突然转入深秋季节，上呼吸道受到冷空气的突然袭击，原本就处于高反应状态的气管、支气管会反射性地痉挛，引起咳嗽、气喘。另外，夏天里孩子大量进食冷饮，也是一个"冷"刺激。我在门诊中经常听到家长数落孩子：一玩疯就咕嘟咕嘟喝冰镇冷饮，喝了动不动就咳嗽、气喘。这类孩子的主要症状是咳嗽，常在受冷（如喝了冷饮、进入空调房间等）情况下突然发生阵阵咳嗽。

这种咳嗽的特点是"咳三阵"，即清晨醒来咳一阵，晚上临睡前咳一阵，到了半夜醒来还要咳一阵。轻发者阵咳数声，干咳无痰，有时咳出少许白色泡沫黏痰；严重发作时咳嗽数分钟乃至半小时，连续的咳嗽声犹如扫射的"机关枪"，咳得面红耳赤，涕泪齐流。更有甚者，咳嗽得连吃下去的胃内容物都呕吐出来。这种咳嗽常常反复出现，但小孩并无明显的气喘，胸部听诊也无哮鸣音，不发热，没有呼吸道感染的症状。医学上将其称之为咳嗽变异性哮喘或变应（过敏）性咳嗽。

这类咳嗽症状以超过两个月的慢性咳嗽为主要或唯一临床表现，呈刺激性干咳，或有少量白色泡沫样痰。常无明显喘息、气促症状或体征。其刺激性干咳比较剧烈，以夜间咳嗽为重要特征；感冒、冷空气、灰尘、油烟、深呼吸、接触花粉、某种食物、剧烈运动等容易诱发或加重咳嗽。胸部 X 线摄片及血液检查均无明显异常。这种咳嗽，从治疗来看，西医用感冒药和抗生素多无良效，而用抗过敏和解除支气管痉挛的药物可以缓解。导致此原因主要有三：一是遗传因素，很多过敏性疾病具有遗传因素，父母有过敏性疾病的，一般而言，孩子也较多具有过敏性体

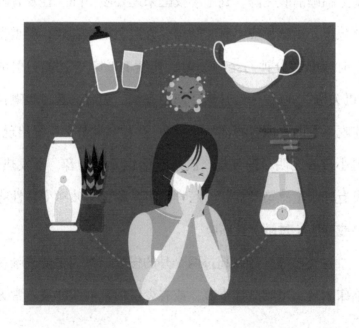

质。这种特禀体质在过敏性咳嗽发病中具有重要作用。二是内分泌紊乱，都市白领时时刻刻都在奋斗，房贷、车贷、婚姻等都形成了精神和心理上的压力，精神压力会导致内分泌紊乱，进而影响免疫能力低下，从而诱发咳嗽变异性哮喘。三是环境污染，随着工业化进程加快，咳嗽变异性哮喘发病率也越来越高，究其原因，与空气质量日益恶化密切相关。有数据显示，工业化明显的城市、发达地区的过敏性咳嗽的患者逐年增加，说明环境对过敏性咳嗽的影响非常明显。

近几年来，咳嗽变异性哮喘的发病率一直与日俱增，危害着人们的健康。说到具体原因，一是该病容易继发下呼吸道和肺部感染；二是由于咳嗽变异性哮喘发作时气道痉挛致使机体缺氧，食欲不振，组织脱水，心、肝、肺和肾功能减弱；三是咳嗽变异性哮喘发作时气体潴留于肺泡，使肺泡含气过度，肺内压明显增加，慢性哮喘并发的肺气肿会导致肺大泡破裂，形成自发性气胸；应用机械通气时，气道和肺泡的峰压过高，也易引起肺泡破裂而形成气压伤，从而引起气胸甚至伴有纵隔气肿；四是咳嗽变异性哮喘严重发作时，如果通气不足，加之感染、治疗和用药不当，又并发气胸、肺不张和肺水肿等，则很容易引起并发呼吸衰竭，甚至危及生命。

既然咳嗽变异性哮喘的危害这么大，患者就一定要积极预防与调治了。中医学认为本病发生与六淫侵袭、饮食不节、七情内伤等有关，形成机理主要是肺气虚弱，防卫功能减弱，外受风邪，致肺气上逆而致。以儿童为例，如何让他们预防与调治咳嗽变异性哮喘呢？关键是要补好肺气，增强体质。明代儿科名家万全在《幼科发挥》中提出小儿"肺常不足"的观点，促进了中医对小儿肺系特点的认识，提高了中医治疗儿科疾病，特别是肺系疾病的疗效，但该理论对临床的指导意义还未受到足够重视。个人认为，"肺常不足"概括了儿童期肺脏的生理特点，决定了小儿"娇肺遭伤不易愈""难调而易伤"之病理特征。

正确理解肺常不足的内涵及意义，有利于提高对儿科疾病的防治能力，确保儿童健康成长。小儿肺常不足原因有三：其一，从小儿肺系的组织结构来讲，全而未壮，包括鼻咽气道、肺脏、肌腠和与之相关的胸廓等组织娇嫩脆

▲ 《幼科发挥》书影

弱，发育不全。其肌肤嫩弱，邪气易从肌表而入，使娇肺易伤。而且小儿鼻腔短窄，气道狭窄，肺叶嫩小，胸廓狭小，则肺气尤易为邪气痰浊和异物所阻。其二，从小儿肺系的功能来讲，肺气尚未充盛完善，小儿肺之主气、司呼吸、宣发肃降、主治节、通调水道等功能均处于不完善和不稳定状态，故抗邪力弱，一旦受邪则功能易乱，发生疾病。其三，从小儿肺系与脾的关系来讲，如脾土为肺金之

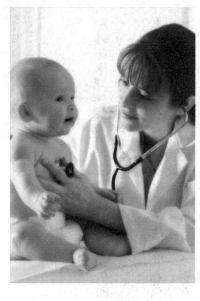

母，则肺金为脾土之子，肺金之精气有赖后天脾土化生精微不断补充。但小儿脾常不足，化生之精微相对不足以充养于肺，故肺气亦相对不足；且脾为生痰之源，肺为贮痰之器，小儿脾胃脆弱，尤易痰湿内生而停聚于肺，从而影响肺之宣发、肃降功能。

　　针对小儿"肺常不足"的特点，应恰当补足肺气，增强体质，内存正气。一般情况下，小儿虽肺常不足，但只要衣着适宜，调护得当，则可以抵御外邪侵袭，故娇肺不虚不必补。然而，小儿肺常不足，在病理上常表现为"难调而易伤"。若其病反复发作或缠绵难愈，则易伤正气，此时适当补肺，是存正气的有效方法之一。原因在于，其一，补益肺气，有益于气充：小儿五脏之中，肺常不足，其气最易受损，故《古今名医汇粹》提出"气虚者，宜补其上"，可见，补肺益气是治疗虚证之要法。临床实践证明，补肺固卫的玉屏风散和补肺益气的补肺丸对多种疾病反复发作、缠绵不愈者，均有较好的防治作用。其二，滋养肺阴，有利于阴长：肺为水之上源，但小儿肺常不足，难调易伤，若肺阴受损则上源枯涸，致全身之阴为无源之水，无本之木，故诱发或加重全身阴津枯乏之证。因此，《理虚元鉴》认为："阴虚为本，其治有统，统于肺也。而凡专补肾水者，不如补肺以滋其源，盖肺为五脏之天，孰大于天者哉？而要以肺为极，始终不忘生金补肺。"所以，掌握小儿肺常不足之特点，在论治小儿阴虚时，不论其治在肝或肾，均宜佐以滋润娇肺的补肺丸加减，使上源之水源源不断，利于稚阴之体趋于完善。

❧ 肺要进补的信号——虚汗不止 ❧

出汗是人体的一种自然现象，但无明显疾病的异常出汗，则意味着身体需要调理。例如，白天动一动就出汗是气虚的表现，夜里出汗多是盗汗现象；头面部汗多，多数是气虚。我们不妨来看看出汗的分类：第一种出汗常见于白天不活动或轻微活动的情况下，人会不自觉地出汗，有的人甚至会大汗淋漓，这种出汗方式叫作自汗，也就是大家平时常说的出虚汗。

在门诊中经常会遇到一些男患者，以中老年人居多，他们经常会在午后感觉手心发热，夜间失眠，凌晨3~4点被"热"醒，全身上下大汗淋漓像刚洗完澡，这时候他们都会感觉体内空虚乏力。通常情况下，很多人会认为这是肾虚的症状，所以会建议患者补肾，但长时间补肾症状也得不到明显改善。

这些患者中有80%以上的人有吸烟的嗜好，平时他们会出现干咳，总感觉嗓子眼儿里好像总是有黏痰堵着，咳也咳不出来。这些人经常会出现情绪上的焦躁感，但说不上来到底是因为什么事情或者人引起的。失眠也是这类人经常会遇到的苦恼，即使有时睡着后他们也经常梦境连篇。另外，这些人上厕所时总会感觉小便好像没排净，而且小便颜色深黄，甚至出现赤红色。这些人的症状表面上看起来是肾阴虚，但是细究起来，肾阴虚患者不会感觉喉咙里有痰总咳不出来的症状，更不会出现凌晨3点多出汗，气息不稳定，内心经常莫名地焦躁。这类患者之所以会出现上述症状都是因为内热在作怪，而产生内热的原因往往是由于一些不太在意的生活细节伤了肺气、肺阴。生活中导致热证出现的原因多种多样，比如生活环境燥热、饮食不调，导致痰火上升；情绪大起大落，引起阴虚火旺，而最容易引起阴虚火旺的原因之一就是吸烟。人们只知道吸烟有害健康，里面含有焦油、尼古丁等致癌物质，但是却不知道香烟燃烧的热量也会损伤肺。如果肺长期处于燥热的环境中，很容易导致体内津液不足，肺气虚，出现咳嗽、咽干、声音嘶哑，并伴有手心、脚心多汗。

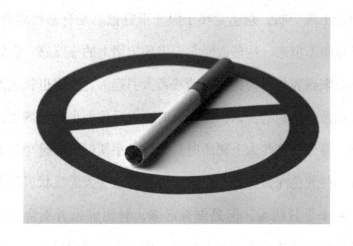

　　常年吸烟、缺乏运动、饮食不健康，这些都会造成肺阴虚。自身肺阴不足，无法滋养到肺，导致虚火上扬，由肺热引起其他内脏燥热，就会出现内热证。这种内热证除了会出现于经常吸烟的男士身上，还多见于孩子和老人。内热证最常见的表现是：常年多咳，有痰却难咳出来，而且经常会有虚汗、气短以及会经常感觉胸闷，情绪也容易低落，不愿意与人多交流，而且特别容易感冒。另外，严重的肺虚患者会出现外热内寒，上热下冷的症状，所以选择药物治疗的时候一定要注意，对这种情况不能上来就调肺热，要先发表散寒，然后进行清肺补肺。

肺阴虚和肾阴虚到底有什么样的区别，我们该如何去分辨呢？

夜间睡觉出汗、多梦是肾阴虚的典型特征，但是肺阴虚达到一定程度也会出现类似症状。最好根据两者症状进行区别：肾虚常会伴有腰膝酸软、头晕耳鸣，男性会出现遗精、早泄等症状；而肺阴虚则是常伴有咳嗽、呼吸不畅等现象，长时间的肺阴虚会导致五脏燥热、失眠多梦，严重者会出现肾阴虚、胃气不舒、肝气郁结等叠加效应。治疗这种叠加病症的关键就在于釜底抽薪，从根源处着手——先将肺阴补足，再慢慢调理其他地方。

兵法中有云：工欲善其事，必先利其器。所以，针对较为复杂的病症一定要进行严苛考量，不能只流于病症表面，要看到病症本质，只有这样才能够高效且快速治愈疾病。很多人会说中医治疗疾病比较慢，却不知道中医、中药的"慢"是在于它的调理过程，这是为了给患者的身体一个缓冲期，这就好比一个长时间处在黑暗之中的人，如果突如其来地看到一道强光，就很可能会造成永久性的失明；但是如果在强光到来之前，事先通知他先闭上眼睛，然后再缓慢睁开眼睛视物，就可以完全避免失明的可能，中医对病体的治疗也是同样道理。对于急症、重症的治疗，中医通常采用快速对症治疗，再缓慢调理的做法，这个后面我们会有所提及。

话说回来，肺气虚的患者普遍会有身体虚弱、说话语声较低、食欲差、易感冒等特点，中医在调理肺气虚所致的虚热盗汗时，在用药上一般会给患者推荐如玉屏风散、补肺汤、补肺丸等具有滋补肺阴类的药物，这类药物不仅可以从根本上补治肺气，还可以辅助治疗肺癌、支气管炎、硅肺病等。另外，医生还会推荐病人在饮食上多选用一些补益类型的食物，如：山药、豆浆、牛羊肉等，也可

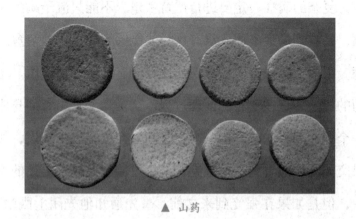

▲ 山药

食用一些如党参、黄芪炖鸡或腔骨这类食疗处方，以达到补益机体，缓解气虚的作用。除了药物和食物治疗外，气虚的患者还可多练习一些诸如太极拳、八段锦等缓和型运动，以稳固自身肺气，同时增强体质。

很多肺阴虚的人会在半夜出很多汗，因此严重影响睡眠质量。这类患者最好多食用一些如百合、雪梨、山药等滋阴食物，平时尽量少吃羊肉、洋葱、葱、姜、蒜等热性食物，也可多饮用一些沙参、麦冬、五味子或西洋参等泡的水代茶饮。

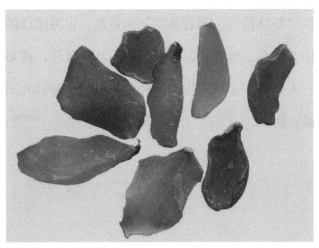

▲ 百合

除此之外，还有一部分肺阴虚患者，特点是手足心汗特别多，尤其是到了夏天，这类患者的手心非常容易出汗，并且除了手心、脚心会有汗以外，腋窝汗、头汗也出得非常厉害。若手足心多汗并伴随腹部胀满疼痛，大便不通，多属于肠道内有积粪的热证，这时候患者可服用一些通便类的药物；若有手足心多汗并伴有口干、牙龈肿痛等症状，则患者多属于胃热，可服用一些清胃热的药物，如：牛黄清胃丸、清胃黄连丸等。

综上所述，出虚汗的原因主要就是由于身体虚弱或患大病之后，"肺气不足、卫阳不固"所致，所以治疗这种病应以"补肺益气、固表养阴"为原则，容易出汗的可选服补中益气丸、生脉饮以培土生金、益气敛汗，或嚼服西洋参、人参等，也可选生脉饮和玉屏风散、补肺丸斟酌病情加减运用。

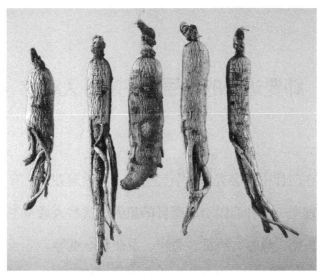

▲ 人参

❧ 肺要进补的信号——感冒久难愈 ❧

在门诊中常会有因为节气变化、室内温差大、穿衣不合时宜……各种原因引起感冒的患者，这些人通常主要表现为头痛、鼻塞、声重、恶寒、发热和咳嗽等。

感冒是一种最容易因外界变化而引发的疾病，所以它的发病率比较高，并且很常见，一年四季均可发病，但以春冬两季多发，如果感冒后选择及时恰当治疗，能够降低病变的概率，但是如果不能够及时治疗，则很有可能会引起其他疾病。平常人一年感冒不过一两回，有些体质好的人很少感冒，但也有一些人每年感冒次数较多，而且感冒持续时间也较长，少则 10 天，多则 1 个月以上，病情缠绵日久不愈。

门诊中很多常患感冒的病人会问我，自己为什么会常患感冒并且每次感冒的时间都那么长。

我说，这是因为肺气虚所引起的。通俗来讲，常患感冒并且是难愈的感冒，属体虚感冒，或者叫气虚感冒。

上面说到肺气虚的问题，要注意的是有些患者由于是气虚体质，有时未见明确的致病诱因，也会因为正气虚而遭致外邪侵袭而得病。气虚感冒本身就是以体质素虚为基础，外邪乘虚内袭形成的疾病，治疗时应以固本为主，祛邪为辅，所以患者在患病期间需要注意生活上的方方面面，哪怕是最小的细节也都要留心，因为一不小心就会着凉，加重其他症状，例如咳嗽和生痰。病情拖延甚至加重，反反复复，极易导致其他呼吸道类疾病的发生，所以体虚感冒患者一般不宜服用治感冒的西药或解表的中药，因为药不对症，所以疗效大多不佳，甚至毫无效果。在《续名医类案》卷四伤风篇中黄履素说："予弱冠患伤风，不谨床笫，每晨起即鼻中流清涕，经日痰不绝口，留连月余，随见痰中缕血，遗患无穷，谚云：伤风不醒结成劳。"

这段话的意思其实就是说，感冒老不好，最后引发类似虚劳的大病。所以对这种老不好的感冒一定要高度重视，疾病初期，大多是侵肺外感引起的，病情轻浅，肺气未衰，所以比较容易治疗。倘若不及时治疗，病邪就会由表入里，逐渐加重，肺气包括整个机体的抗病康复能力就会受到严重耗损，就会导致病情危重。

要防治肺气不足，就要争取时间及早诊治，防止疾病由小到大，由轻到重，由局部到整体，防微杜渐，这是防治疾病的重要原则，也是防治肺病最重要的原则。所以，对因肺气虚引发感冒的病人最好及早补益肺气，正所谓"见微知著，弭患于未萌，是为上工"。

那具体到气虚感冒上，我们该如何辨证论治呢？

对于这个问题，我们可以根据自己的状况来进行辨认，总共有三步，称为三辨方法。

1. 辨体质

体质现象是人类生命活动的一种重要表现形式，是指人体生命过程中，在先天禀赋和后天获得的基础上所形成的形态结构、生理功能和心理状态方面综合的、相对稳定的固有特质。中医对体质的论述始于西汉时期的《黄帝内经》，长期以来，有关中医体质的内容，仅散见于一些医著和文献，并未形成专门的学科体系。20世纪70年代，王琦教授开始从事中医体质学说的理论、基础与临床研究，并逐步确立了中医体质理论体系，"王琦中医体质九分法"把中国人的体质分为平和质、气虚质、阳虚质、阴虚质、痰湿质、湿热质、瘀血质、气郁质、特禀质9种基本类型，不同体质类型在形体特征、生理特征、心理特征、病理反应状态、发病倾向等方面各有特点。

有些人爱感冒，有些人几乎不感冒。

有些人爱出汗，有些人不爱出汗。

同样吃东西，有人不爱吃热的，有人就吃不了凉的。

这些都和体质有关。

体质不同，遇到病邪侵袭，疾病表现就会不一样。

治法上也就会有所不同。

所以，容易感冒或感冒迁延难愈的人，在辨证论治之前应该先看看自己的感冒问题是不是和体质相关。

例如，让我们翻开中医体质评价量表，来看看你是否是气虚质。

根据近一年的体验和感觉回答一下问题	没有或根本不	很少或有点	有时或有些	经常或相当	总是或非常
1. 您容易气短（呼吸短促，接不上气）吗	1 □	2 □	3 □	4 □	5 □
2. 您容易疲乏吗	1 □	2 □	3 □	4 □	5 □
3. 您容易心慌吗	1 □	2 □	3 □	4 □	5 □
4. 您容易头晕或站起来眩晕吗	1 □	2 □	3 □	4 □	5 □
5. 您比一般人容易患感冒吗	1 □	2 □	3 □	4 □	5 □
6. 您喜欢安静，懒得说话吗	1 □	2 □	3 □	4 □	5 □
7. 您的说话声音低若无力吗	1 □	2 □	3 □	4 □	5 □
8. 您的活动量稍大就容易出虚汗吗	1 □	2 □	3 □	4 □	5 □

判断结果：是□　倾向是□　否□

　　填完这个量表后，然后以列表中问题所标的序号为得分数，如果你的分数大于30分以上，那就倾向气虚体质了。如果得分是40分，从体质辨识的角度来说，那就是气虚体质无疑了。

2. 辨病情

气虚的人得了感冒，多半都会表现出如低热、病情缠绵等症状，感觉浑身难受，但也不是很重，常常是咳嗽、打喷嚏、流鼻涕，吃饭不香，活动怕累。

气虚感冒的人大多体温不高，这是为什么呢？

其实，发烧是正气和邪气激烈斗争时的外在反应。气虚的人由于正气不够强，想打都打不起来，只能在小范围里表演一下花拳绣腿，当然烧不起来。就算发烧，也是低烧，而且持续时间较长。老年人感冒一般都以低烧为主，而且缠缠绵绵，就是因为年纪大了，元气少了，气虚了。

因此，从这个角度来说，治疗气虚感冒关键在补气。

3. 辨证施治

体虚分为几种（气、血、阴、阳），气虚是根本，但不同体虚者所患感冒还是有区别的，需要进行辨证。

气虚感冒是所有体虚感冒的基础，主要表现为恶寒发热，头疼鼻塞，无汗或自汗，气短乏力，倦怠肢软，舌苔薄白，脉浮无力。治以发汗散寒，益气解表。

而阳虚感冒往往是气虚感冒发展到后期出现的结果。主要表现为发热轻，恶寒重，无汗鼻塞，头疼身痛，面色苍白，四肢不温，舌淡，苔白，脉浮弱或沉弱。治以发汗散寒，助阳解表。

血虚感冒表现为发热，微恶寒，无汗头痛，头晕心悸，面白无华，舌质淡，苔白，脉浮细弱。治以养血解表。

阴虚感冒表现为发热，微恶寒或不恶寒，无汗头痛，咽干口渴，干咳少痰，或心烦及手足心热，舌质红，苔薄黄，脉浮细数。治以滋阴解表。

需特别注意的是，容易感冒、感冒久治不愈的人，多以气虚感冒为主，而且大多是肺气虚。气虚感冒的患者身体素虚，抵抗力低，平时易出汗，不耐风寒。临床上可以见到身倦乏力，食欲不振，轻度发烧，鼻流清涕，常缠绵日久不愈，或反复感冒。

这类病人不像一般的感冒病人，仅用简单解表疏散或一般的感冒药，疗效不好，应当扶正祛邪，益气解表。要把它与其他类型的感冒区分开来。大家可以参考下面这个表。

各型感冒的症状及治法

风寒感冒	主症	鼻塞，流清涕，喷嚏，恶寒重，发热轻或不发热，伴头痛，无汗，周身酸痛，咳嗽，痰色白清稀，舌苔薄白，脉浮或浮紧
	治法	辛温解表，宣肺散寒
	主方	荆防败毒散
	针灸治疗	针风池、风门、列缺、合谷，均用泻法
风热感冒	主症	鼻塞，流黄涕，喷嚏，恶风发热，或有汗出，头胀痛，口干，咽痛，咳嗽，咳黄痰，舌苔薄黄，脉浮数
	治法	辛凉解表，宣肺清热
	主方	银翘散
	针灸治疗	针风池、大椎、曲池、合谷，均用泻法
暑湿感冒	主症	身热，微恶风，汗少或汗出不畅，肢体困重疼痛，头昏重胀痛，倦怠乏力，心烦口渴，胸闷欲吐，小便短赤，舌红，苔黄腻，脉濡数
	治法	清暑、祛暑、解表
	主方	新加香薷饮
	针灸治疗	针孔最、合谷、中脘、足三里，均用泻法
气虚感冒	主症	恶寒较重，或发热，但较少出现高热情况，伴鼻塞流涕，头痛，无汗，肢体倦怠，咳嗽，咳痰无力，舌苔薄白，脉浮无力
	治法	益气解表
	主方	参苏饮
	针灸治疗	针风池、合谷，施以泻法；针气海、足三里，施以补法

阴虚感冒	主症	头痛身热，微恶风寒，无汗或微汗，头晕心烦，口渴咽干，手足心热，干咳少痰，舌红苔少，脉细数
	治法	滋阴解表
	主方	加减葳蕤汤化裁
阳虚感冒	主症	头身疼痛，恶寒重，发热轻，无汗或自汗，面色㿠白，语声低微，四肢不温，舌淡体胖，苔白，脉细数
	治法	助阳解表
	主方	参附再造丸

大家可以根据自己的具体情况分析一下问题所在，肺气虚的人群特别容易感冒，一般的感冒药解决不了根本问题，所以家里常备一些有针对性的感冒药会比较好，下面是一些比较常用的中成药，一般来讲副作用比较小。如果条件允许的话，最好在医生的指导下服药，服药时一定要注意服药的禁忌，防止不良后果的发生。

总之，肺开窍于鼻，与外界相通，外邪侵袭也容易从此而入（后边我们会说到鼻子与肺气的问题）。皮毛赖肺的精气以滋养和温煦，皮毛的散气与汗孔的开合也与肺之宣发功能密切相关，肺气是人体的防卫系统，受到外邪不能及时防御就会经常感冒。要想解决这一问题就得补肺气，通过益气固表完善自己的防御功能，预防感冒，可以服用玉屏风散、补肺丸等这些非常经典的方剂，我们后面还会说到。

❦ 肺要进补的信号——鼻炎难愈 ❧

　　春季是过敏性鼻炎的多发季节，每到这个季节经常会有很多此类病人到门诊求医。我在坐诊时就曾经遇到过这样一位女病人，据她讲述自己经常感冒，1998 年的时候经常反复感冒，每次感冒的时间也特别长，到最后拒绝吃药，以至于病症在当时没有彻底治愈，最后转为鼻炎，在她来门诊看病时，已经患了将近 10 年的鼻炎。在她到门诊看诊的前 3 个月，鼻炎病症已经变得非常严重，甚至鼻腔内常常会出现烧灼感，并且鼻干、鼻痒等症状频发，而最让她恼火的就是一直流清鼻涕，怎么擦也擦不干净。她浓重的鼻音，让听她说话的人都能感觉到她的痛苦。

　　过敏性鼻炎，简单点说就是由于某些致敏物质、环境变化等因素导致身体耐受不了而引发的疾病，比如对冷空气过敏，患者每当遇到冷空气就会出现打喷嚏、鼻塞、流鼻涕甚至诱发鼻炎，如果只是单方面的治疗鼻塞，会一时见效，但停药后就会反复。

另外，临床中常见的还有慢性鼻炎，该病一般多发于青少年，他们多在感冒导致的急性炎症通过西医治疗得到控制后，留下慢性炎症，反复发作，此后非常容易感冒。

不管是患有过敏性鼻炎，还是慢性鼻炎的人都会感觉非常痛苦，尤其是鼻炎发作的时候，鼻子不通气、吃饭不香、睡觉不甜，严重时鼻塞会导致呼吸艰难，容易造成脑部缺少氧气，时常会感觉到头晕、头痛等不适症状，这为患者的工作和学习造成了大大的阻碍，严重影响到生活质量。那么我们该如何根除鼻炎呢？

首先来认识一下鼻子，《灵枢·五阅五使》说："鼻者，肺之官也。"《素问·阴阳应象大论》说："肺主鼻，在窍为鼻。"《素问·金匮真言论》说："西方白色，入通于肺，开窍于鼻。"由此可见，鼻是肺的外应，肺主鼻，鼻为肺之窍，又为肺之官，鼻下连于肺，肺上通于鼻。在生理上，肺气上接气道直通于鼻，构成呼吸系统。肺主气，司呼吸，助发音，主嗅觉。肺气存在于整个肺系统之中，上达鼻窍，下至中焦。肺的张弛，是由鼻子来协调，使肺系统完成肺气的宣发与肃降，让肺气充盈，因此得以发挥其卫外作用，保护人体免受外邪侵扰。另外，肺气通过带出体内水分让鼻窍得以濡养，能够让人保持嗅觉敏锐。《灵枢·脉度》中有："肺气通于鼻，肺和则鼻能知臭香矣。"《严氏济生方》里讲："夫鼻者，肺之所主，职司清也，调适得宜，则肺脏宣畅、清道自利。"

《灵枢·本神》说："肺气虚则鼻塞不利少气。"提出了肺气虚弱可导致鼻病。《诸病源候论》谓："肺脏为风冷所乘，

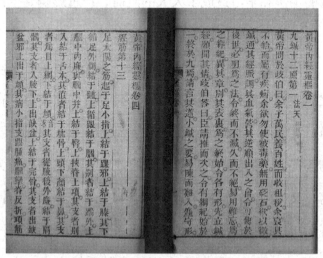

▲《黄帝内经·灵枢》书影

则鼻气不和，津液壅塞而为鼻鼽。"记载了肺受邪后功能失调，可导致鼻病。由此可见，鼻炎与肺气虚有着直接的关系。

对于鼻病的形成在《严氏济生方》中有记载："夫鼻者，肺之候其为病也，为衄、为痈、为息肉、为疮疡、为清涕、为窒塞不通、为浊脓，或不闻香臭。此皆肺脏不调，邪气蕴积于鼻，清道壅塞而然也。"另外，在《医学摘粹》中亦有："鼻病者，手太阴之不清也。"以上均表明了鼻病与肺病的关系。而《辨证录·咳嗽门》说到："夫肺窍通于鼻，肺受风寒之邪，而鼻窍不通者，阻隔肺金之气也。"可见，鼻病也可影响到肺脏。中医认为，肺在液为涕，涕就是鼻涕，是鼻黏膜的分泌液，有湿润鼻窍的作用。肺的功能正常与否也可以通过涕的变化看出来。肺比较寒的时候，人会鼻流清涕，用手摸鼻子尖，会感觉与脸部其他部位的皮肤相比，温度更低；如果肺热，那么涕会变成黄颜色，而且比较浑浊；如果肺比较燥，那么人会觉得鼻孔里面发干。

中医认为，凡疾患藏诸于内，必形诸于外，反之，通过对表象的观察，也可推断出内在脏腑的病理变化。同样，通过观察鼻部的形态、色泽等征象，也可以测知肺脏的病变及其性质。《严氏济生方》中记载："夫鼻者，肺之候。"临床上望诊见鼻色红赤，多可断其肺经血热；察其外鼻色白，则多为肺气虚弱；如若见喘息鼻张者，则可诊为肺之病也。《医学心悟》中关于鼻-肺诊断间的联系有如下记载："鼻孔出冷气，滑而黑者，若见鼻孔煽张，为肺气将绝之症也。"

对于鼻部的疾患，中医多考虑从肺论治。《医林绳墨》中记载："肺主气，开窍于鼻，鼻之为病，肺病也，治当以清气为主。"文中提到的"清气"，即为清利肺气。《杂病源流犀烛》中说到："肺和则鼻自已病，安可不急于手太阴以图治哉。"即提出鼻病当从肺论治的观点。在临床实践中，鼻病治肺者，常可以疏风宣肺、清肺泻热、益肺固表、润肺清燥等为治疗大法。而对于肺系疾患，也可以从鼻治疗。《理瀹骈文》中说到："大凡上焦之病，以药研细末，鼻取嚏发散为第一捷法，连嚏数十次，则腠理自松，即解肌也；涕泪痰涎并出，胸中闷恶也宽，即吐法也。"则阐明了肺部的疾患，也可通过鼻部的局部治疗来达到治疗肺疾的目的，从而证明了鼻-肺在治疗中的联系。

我们还是以过敏性鼻炎为例，过敏性鼻炎又称变应性

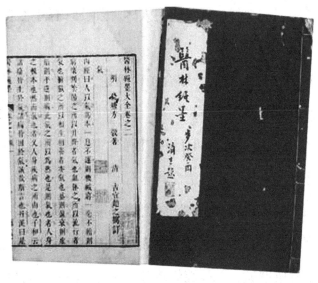

▲《医林绳墨》书影

鼻炎，是鼻腔黏膜的变应性疾病，并可引起多种并发症，多在春季和立秋前后发病。有一部分人每年均在同一时间里发病，天气一变早上起床就会喷嚏连连，有时打得气都喘不过来。喷嚏、鼻痒、流涕和鼻塞是过敏性鼻炎的常见症状和早期信号。中医认为，之所以发生过敏性鼻炎，主要与肺、脾、肾三脏之虚有关，多因肺气虚弱、感受风寒、肾气不足所导致。患者多见肺气虚寒、脾气虚弱、肾气虚弱。中医治疗重在改善人体状态，扶助人体正气，通过补益肺气、脾气、肾气，使人体对致敏原不再敏感，也就是"以人为本"。

对于这位女病人，结合中医理论，其颜面苍白，说话声低，少气懒言，体型偏瘦，舌质红稍暗，苔少，脉细弱，当为气虚。另有火邪上犯头面部，则鼻咽干，目干痒，需从补气兼以祛火角度治疗其鼻炎。

后来患者复诊，精神相较之前好很多，鼻炎经一个月三次复诊调方后痊愈。患者最后一次来的时候面色红润，且体重有所增加，无鼻腔灼热感、鼻塞、流涕，无口干咽干，无眼睛干痒。后来我分析，之所以能治好这个病，关键是把握了过敏性鼻炎病根在肺气虚。

治病必求其本，想从根本上治疗，就得找到"本"，而鼻炎的这个"本"就是肺气虚，鼻炎患者要想彻底摆脱鼻炎，就需要补肺益气，通调五脏六腑之气，提升免疫力，提高心肺功能，让身体更加适应外界环境，从而达到彻底治愈的效果。补肺的关键还是要选好药，不能乱吃药，肺为"娇脏"，要选用性味平和的药，比如补肺丸，切不可用猛药，否则会事倍功半，甚至适得其反。

⚗ 肺要进补的信号——风寒久咳 ⚗

咳嗽是一种呼吸道常见的突发性症状，一般由气管、支气管黏膜或胸膜受炎症、异物、物理或化学性刺激引起，咳嗽时先是声门关闭，呼吸肌收缩，肺内压升高，然后声门张开，肺内空气喷射而出，通常伴随着声音。

咳嗽具有清除呼吸道异物和分泌物的保护性作用，咳嗽病因很多，必须及时查明，方能治本。如果咳嗽不停，由急性转为慢性，常常给患者带来更大的痛苦，如胸闷、咽痒、喘气等。咳嗽伴随聚集液体咳出称为咳痰。

咳嗽是呼吸系统疾病的主要症状，如咳嗽无痰或痰量很少为干咳，常见于急性咽喉炎、支气管炎的初期；急性骤然发生的咳嗽，多见于支气管内异物；长期慢性咳嗽，多见于慢性支气管炎、肺结核等。咳嗽的不利作用，是可把气管病变扩散到邻近的小支气管，使病情加重。另外，持久剧烈的咳嗽可影响休息，还易消耗体力，并可引起肺泡壁弹性组织的破坏，诱发肺气肿。咳嗽的形成和反复发病，常是许多复杂因素综合作用的结果。

在我们的生活中引起咳嗽的病因有很多种，下面详细说明引起咳嗽的7种病因。

1. 吸入物

吸入物分为特异性和非特异性两种。前者如尘螨、花粉、真菌、动物毛屑等；非特异性吸入物如硫酸、二氧化硫、氯氨等。职业性咳嗽的特异性吸入物如：甲苯二异氰酸酯、邻苯二甲酸酐、乙二胺、青霉素、蛋白酶、淀粉酶、蚕丝、动物皮屑或排泄物等；非特异性吸入物如甲醛、甲酸等。

2. 感染

咳嗽的形成和发作与反复呼吸道感染有关。在咳嗽患者中，可存在细菌、病毒、支原体等特异性 IgE，如果吸入相应的抗原则可激发咳嗽。在病毒感染后，可直接损害呼吸道上皮，致使呼吸道反应性增高。有学者认为病毒感染所产生的干扰素、IL-1，可使嗜碱性粒细胞释放的组胺增多。在乳儿期，被呼吸道病毒（尤其是呼吸道合胞病毒）感染后，表现为咳嗽症状者也甚多。由于寄生虫如蛔虫、钩虫引起的咳嗽，在农村仍可见到。

3. 食物

由于饮食关系而引起咳嗽发作的现象在咳嗽病人中常可见到，尤其是婴幼儿容易对食物过敏，但随年龄的增长而逐渐减少。引起过敏最常见的食物是鱼类、虾蟹、蛋类、牛奶等。

4. 气候改变

当气温、湿度、气压和（或）空气中离子等改变时可诱发咳嗽，故在寒冷季节或秋冬气候转变时较多发病。

5. 精神因素

病人情绪激动、紧张不安、怨怒等，都会促使咳嗽发作，一般认为这是通过大脑皮层和迷走神经反射或过度换气所致。

6. 运动

70%~80% 的咳嗽患者在剧烈运动后诱发咳嗽，称为运动诱发性咳嗽，或称运动性咳嗽。临床表现有咳嗽、胸闷、气急、喘鸣，听诊可闻及哮鸣音。有些病人运动后虽无典型的哮喘表现，但运动前后的肺功能测定能发现有支气管痉挛。

7. 药物

有些药物可引起咳嗽发作，如心得安等因阻断 β2-肾上腺素能受体而引起咳嗽。

我们最常见的咳嗽，则是由于风寒感冒引起的，导致肺气失宣所致，我们这时候除了会咳嗽以外，还会有手脚冰凉、身上忽冷忽热、无汗、头痛、流鼻涕。

风寒病好发于秋冬季节变化的时候，我在门诊中常会遇到不少慢性咳嗽的年轻人，他们很多在西医检查后并没有特别明显的器质性问题，肺功能也不太差，但咳嗽始终好不了，不得已来找中医调理。我有个同事，30岁不到，咳嗽的毛病却有两三年了，天气一冷，即使戴着口罩出去，每次出门不到10分钟，肯定会咳嗽。

其实在秋冬季节，每次门诊时碰到的病人中，三分之一都因长期咳嗽而来，这些年还有增长的趋势。不仅是冷空气，碰到油烟或其他刺激性气味，都会引发咳嗽。

　　而且近几年我发现好多病人久治不愈，这些病人往往还年轻，却存在长期咳嗽、容易感冒的问题，有的即使感冒治愈了，但干咳却依旧延续很久，转变为变异性哮喘。

　　从中医角度来说这都与肺气亏虚有关。年轻人肺气亏虚，随着年纪慢慢增长，会涉及脾脏和肾脏，很多老年慢阻肺患者总是气喘、胸闷，就是肺、脾、肾三脏俱虚，"肾不纳气"所致。久咳不愈，肺气更加亏虚，肺的主气功能失常，以致肃降无权，肺气上逆而为咳。

　　《医学心悟》上说："咳嗽属金，譬如钟然，钟非叩

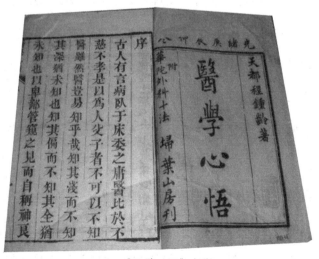

▲《医学心悟》书影

不鸣，风寒暑湿燥火之邪，自外击之则鸣；劳欲情志，饮食炙煿之火自内攻之则鸣。"内伤咳嗽的病理因素多为"痰""火"，而痰有寒热之别，火有虚实之分。因咳嗽反复发作，迁延日久，正气不足，脏气多虚，故病机上又有虚实夹杂，正虚与邪实并见。

所以老咳嗽治不好的问题，还需要辨证。比如平时感觉身体畏寒、经常发冷，那么这说明你的身体已经比较弱了，肺气不足，或脾虚运化不健，水谷精微不能滋养肺，肺气也日渐虚弱。肺气亏损太多，会使咳嗽加剧。

肺气虚则卫外不固，腠理不密，易受外邪侵袭，内外合邪，则咳嗽易发。而气虚咳嗽也往往伴随着阳虚，比如平时怕冷的人，阳虚不运，气化不利，水饮内停，上逆犯肺而为咳，或肾气虚弱，气失摄纳而上逆为咳。这些病人以反复咳嗽、咳痰为主要表现，病程较长，也可由外感而诱发。

我在门诊中常会遇到这样的病人，咳嗽多，声低无力，气短，痰多清稀，神疲，畏风，自汗，易于感冒，苔薄白，舌质淡，脉弱。在治疗的时候需要以补益肺气，化痰宁嗽为原则。主方为补肺汤或者补肺丸加减。方中，党参、黄芪，补脾益肺气；熟地黄，补肾滋水亦化痰之妙品也；五味子酸温，能敛肺气；桑白皮甘寒，能泻肺火；紫菀辛能润肺，温能补虚化痰止咳。痰多清稀者，可去桑白皮，加白术、茯苓、款冬花，以增强益气健脾，化痰止咳的功效。

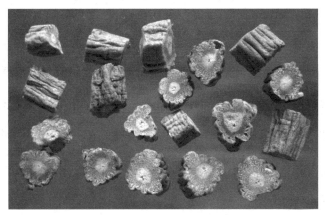

▲ 党参

如果还见到痰涎清稀，头眩，心悸，畏寒，肢体沉重，或兼小便不利，舌苔白润，脉沉滑见阳虚，还可以用主方真武汤合小青龙汤加味。方中，附子、桂枝温阳散寒；白术、茯苓健脾化痰；麻黄、杏仁宣肺止咳；干姜、细

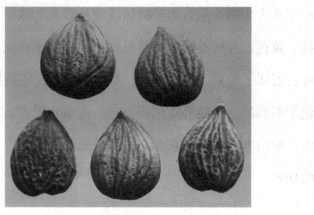

▲ 杏仁

辛、五味子散寒化饮，敛肺止咳；白芍缓急养阴，防桂附之燥。若气机不利，胸胁满闷者，加白芥子、旋覆花祛痰降气；短气甚者，加党参、黄芪益气补虚。中药的搭配除了要考量配伍，更需要考虑君臣佐使的相生相克。

❧ 肺要进补的信号——咳喘畏寒 ❧

秋冬季节里，在门诊中会有很多注意养生的老阿姨来开一些食补的方剂。这些人大多是畏寒怕冷阳虚体质的，在日常生活中他们的身体往往不够暖和，手脚经常会感觉冰凉，面色发白，食欲不是很好，尤其是经常会感到气短乏力。

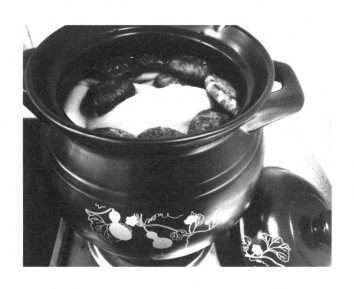

　　然而有些人对阿姨们的做法十分不理解，总觉得她们是"钱多烧的"，一个手脚冰凉又不是什么大毛病，多运动运动就能够好转，而且还会以"是药三分毒"的话来劝阻。这些人虽然出于"好心"，却不知道他们的善意阻止可能让这些阿姨面临一些麻烦！

　　这些阳虚体质的人初期去医院检查，往往什么病症都查不到，西医可能会告诉患者一些类似"缺乏运动""机体衰老正常现象""免疫力减退"等等的话，最后只给患者开一些维生素吃。但是，仅用维生素来调理身体确实欠缺针对性，如此草草了事，只能让患者的病情进一步加深。

　　从中医角度来讲，气为阳，血为阴。肺气也分阴阳，肺阳主温煦、宣发；肺阴主凉润、沉降。《黄帝内经》记载，卫气（肺气）具有"温肌肉，充皮肤，肥腠理，司开阖"的作用。我们可以理解为，肺气主一身之气，具有抵抗外邪、温养全身肌肤、肌肉和内脏，能够控制皮肤毛孔，控制周身体温。老年人的畏寒怕冷、脸色苍白，极大可能是由于老年人的肺功能减退，造成了肺气虚，所以西医说的老年人机体衰老还是有一定道理的，然而不拿这种"正常"

现象当作病，是中医无法苟同的。

机体衰老后是需要进行全面调养的，肺气虚了就需要治疗，如果任由肺气一直亏虚下去，只会让卫气不固，身体容易受到外邪不断侵害，所以会有很多老年人在秋冬季节里接二连三地感冒、咳嗽、咯痰，甚至会出现无汗或者自汗、小便不利的现象，最严重的可能会引发重症。

在我经手的门诊患者中，有这么一位老人，从他个人角度来讲，比较相信西医，来中医门诊看病的时候，还在一直喊着自己没病，就是一点小咳嗽。在老伴儿的"淫威"下坐到了看诊位上。在把脉，看过舌象后，我询问了他一些有关日常的事情。问"最近是不是非常怕冷"，答"是"，问"是不是经常即使不运动也会出汗，时常有浑身乏力，感觉全身不舒服"，答"是"，问"这样的情况有两三年左右的时间了吧"，老人回应："医生，你怎么知道的！"。至此，基本确诊患者是肺阳虚，而且已经有了朝老年慢性支气管炎发展的迹象。后面我给老人开了一剂补肺益气、止咳平喘的方子，并且告诉他一些喝药时的具体事项，比如暂时戒酒，忌食辛辣、煎炸食品。老人服用补肺方剂一周后来医院复诊，"太感谢你了，大夫，我躺下就剧烈咳嗽的毛病好多了，从前天晚上开始我睡觉也踏实了，不会被咳嗽咳醒了！"患者持续调理三个月左右，肺虚症状消失，时值春天，患者非常感激，因为没有像往年一样经常感冒。

在此，我要强调一下：请每位朋友，不管是老年，还是青年都要时刻关注自己的身体状况，不要将任何"小问题"不当问题来对待。身体一旦出现不适，哪怕再小也要在第一时间就医，不要拖延，否则后患无穷。所以对于老阿姨冬天到中医门诊中找专业医生调理身体的做法，我是非常支持的。虽然我们常会听人说"是药三分毒"，但一定要相信医生的专业性，另外中医本身讲究的是药食同源，很多药材也是可以作为食物来吃的。

说到哮喘病就不得不和大家分享一下我小时候印象里最深的一幕——院子里有位老人患有哮喘，平日里他的呼吸声就像拉风箱，呼哧呼哧的，常年会吐出很黏的黏痰，他不管走路还是说话之后都要喘息很长时间。旁观者都能感觉到他很难受，让人看得心急，以至于老人每次发病难受的场景让我时至今日都难以忘怀。

　　哮喘，是一种比较顽固的疾病，多在婴幼儿期发病，如果忽视治疗，会伴随患者终身。在中医古籍中，哮与喘是两种不同的病症。如《医学正传》说："哮以声响名，喘以气息言。"即指出喉间痰鸣，声如拽锯者谓哮，呼吸急促，不能以息者谓喘。其实在临床上二者很难严格区分，因为喘甚则哮，哮必兼喘，故后世常哮喘并称。

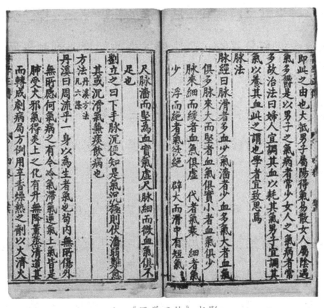

▲ 《医学正传》书影

很多病人已经有多年的哮喘病史，但对哮喘的病理病因多是一知半解，更有多数人都抱持着听天由命的态度，对疾病造成的生活上的困扰无可奈何，虽然想对此改善，但不知道从何改变；另外一些人则是在症状出现后才去找医生治疗……其实"与病共处"并不是消极地接受哮喘影响生活的事实，而是要积极地了解哮喘，控制哮喘，改善自己的健康。

哮喘是一种常见病，源于支气管慢性发炎及过于敏感，这种炎性反应就和皮肤表面的伤口发炎一样，会出现肿胀、泛红和分泌物。当敏感发炎的气管遇到刺激后，就像还未痊愈的伤口又被割伤一样，身体会分泌更多的东西来保护伤口，这会使气管阻塞得更严重。所以会感到胸闷、憋得慌。这个时候肺部就像关上窗户的房间一样，空气没有办法顺畅进出。

有人认为，哮喘是"不治之症"，心里非常害怕。其实不必这么害怕，哮喘虽然难治，但儿童期的哮喘大多数都能治好；成人哮喘虽治愈率低，但只要有信心、有耐心，进行规范化治疗，也能够很好地控制或减轻它的发作，提高生活质量。

对于哮喘的预防，最重要的一条是避免接触过敏源。患者对哪些物质可能会刺激自己的呼吸管道，心里一定要有数，日常生活中要尽量避免接触这类东西。例如，对动物毛发敏感的人，就不应该在家里饲养宠物；对其他容易引起病发的致敏源如毛毯等，也应该尽量避免接触，或者每周以热水清洗；假如要将这些物品放在床上，则应该用胶袋包好。

至于生活环境方面，患者应尽量待在空气流通及清洁的室内。因为脏乱的室内空气中会有大量的尘埃和细菌，这些会成为引起哮喘发作的诱因，所以对患者的居住、办公环境应该勤加打扫、多通风，以减少空气中的尘埃。

如果哮喘病人有吸烟爱好的话，建议患者为了健康最好忍痛割爱把烟给戒了，同时还要尽量避免吸入二手烟。因为吸烟时喷出的烟雾会刺激呼吸道，引起哮喘发作。

哮喘病史患者还应注意气候影响，尤其是气候转变或换季时，要预防感冒诱发哮喘，冬季外出前尽量做好防寒保暖工作，如出门戴口罩和围巾。发病季节要防止活动过度和情绪激动，以免诱发哮喘。需要注意的是一些人会因运动诱发哮喘，不少医生建议这样的患者必须全面停止所有运动，其实这是不对的。患者须知，适量的运动是可以帮助抵抗和治愈哮喘病的，其根本在于运动可以改善患者体质。

大概而言，哮症与西医支气管哮喘、喘息性气管炎相似，喘症则常见于肺气肿、心衰等疾病病程中。哮喘最大的问题是时发时止，缠绵不已，病根老是好不了。那为什么哮喘老不好呢？其本质还是因为肺虚。

肺虚为慢性过敏性哮喘的主要原因，多数慢性过敏性哮喘患者有肺虚表现，以肺气虚最为常见。肺虚常因外感病后气阴两伤所致，由于肺为气之主，因此肺气虚型哮喘者平素主要表现为咳嗽气短、痰多清稀、面色神疲、语低懒言，或畏寒自汗，稍感风寒容易诱发急性过敏性哮喘发作，发病前喷嚏频频、流清涕不止、鼻眼奇痒、咽痒鼻堵、舌淡苔薄白，脉濡缓无力。肺气虚所致的慢性过敏性哮喘与西医学中伴变应性鼻炎的变应性过敏性哮喘相似。

所以从这个角度来看，哮喘和很多老肺病的防治根

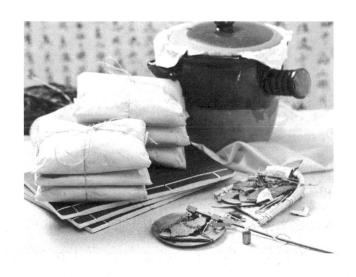

本，还是要补肺气。在补肺用药时一定要注意：老肺病患者由于病的时间都比较长，所以在选用药物时，药量不能过大，药性不能太猛，要尽量选择平和温润的药物来调理，可以适当吃一些调补肺气的温和中药。

❦ 肺要进补的信号——皮肤瘙痒 ❦

相信每个人都有过皮肤瘙痒的经历，但是很少有人会将皮肤瘙痒当作一种病来看待。因为很多皮肤瘙痒时，只要用手挠挠就可以缓解，所以也就让人们不自觉地放松了对引起皮肤瘙痒的原因的警惕性。说到皮肤瘙痒的原因，最常见的就是由蚊虫叮咬而引发的瘙痒，其次就是细菌、真菌等引起的皮肤瘙痒，另外一部分皮肤瘙痒则是由其他疾病引起的，如过敏性皮炎。前两种皮肤瘙痒患者可以通过一些专业的药物进行改善，而后一种则需要找医生调理治疗。

皮肤瘙痒是常见病症，多发于小孩儿及老年人身上，部分青年人也会发生，人们的生活因为皮肤瘙痒变得苦不堪言。其实皮肤瘙痒并不像它表面看起来那么简单，如果皮肤过度瘙痒，则很可能已经发展成了皮肤病，严重的话还会伴随各类并发症。尤其是到秋天，温度下降，加上多风的时候，中医门诊中就会涌来很多喊着痒、叫着痛的皮肤病患者。这些患者除了会感到皮肤变粗糙、瘙痒症状以外，更多的会因为过度抓挠出现血痂、色素沉着、苔藓化等症状。为这些人治疗皮肤瘙痒，如果只是使用药物外部涂抹，往往是治标不治本，不仅病情会反复，还可能在下次犯病的时候症状更加严重。在这里需要提醒大家，在调理皮肤瘙痒的时候，一定要查明病因，对证用药，这样才能标本兼治。

我曾经遇到过一位 94 岁的患者，他有着多年的皮肤瘙痒病症，每次发病的时候总会感到阵阵刺痒，并且有灼热感和蚂蚁爬行的感觉，挠痒痒、蹭树皮、让家人给抓痒……各种方式都试过了，每次都是以皮肤破损而告终。他因此也看过很多医生，涂抹过很多药，但都只能应一时之急，过后还会反复发作。我见到老人的时候，他的胳膊与后背上布满了抓痕与结痂，情形十分恐怖。在我询问老人的生活状况时，他的家人说，老人会在晚上咳嗽，还因此拍过肺片，但显示没有问题。

通过对老人病症的辨证，可以初步判断是因为肺虚所引起的。中医理论中：肺主皮毛，其通过宣发作用，将气血津液输布全身，温养肌肤皮毛，以维护正常功能。肺的宣发功能不正常就会导致皮肤出现粗糙、瘙痒等症状，老人的肺还没发生器质性病变，所以西医检查不出什么毛病。由此可见，皮肤等"外病"很多时候还要经过中医药调理脏腑等"内治"方式才能够康复。

在此提醒大家，遇到皮肤瘙痒的时候，一定要稳住手，先从生活状况入手，分析疾病的类型，然后再通过对机体的整体调节，以达到完全治愈的目的。一般因肺引起的皮肤瘙痒主要有三种类型：一是风热型，由感冒发热引起，病毒破坏组织后，导致皮肤瘙痒；二是湿热型，如喜欢吃冰凉食物，导致湿热下行，引发腿部瘙痒，可用些清热祛湿的药物治疗；三是皮肤闭塞不通，致使津液无路外泄，积聚湿气而导致瘙痒。

另外，还有一部分皮肤瘙痒则是由其他疾病引起的并发症，比如肝癌、糖尿病、血液疾病等，如果遇到这类疾病，也一定要做好辨证，这类患者往往是在久病的环境中，因药物、缺乏运动、长期卧床等各种原因造成了肺的损伤，所以这时候补肺气，是必不可少的重要内容。

针对因肺气虚所引起的皮肤瘙痒，建议大家可以通过吃些补肺气的药物来进行调理治疗，同时也要对自己日常生活中的饮食多加注意，制定好饮食规划，不能吃刺激性食物，否则会刺激皮肤瘙痒的发作。

在这里建议大家平时可以多喝粥、豆浆，多吃萝卜、莲藕、荸荠、梨、蜂蜜等润肺生津、养阴润燥的食物，特别是梨，有生津止渴、止咳化痰、清热降火、养血生肌、清肺润燥等功能。要尽量少吃或不吃辣椒、葱、姜、蒜、

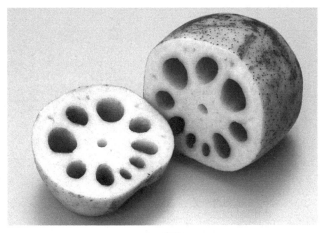

▲ 莲藕

胡椒等燥热之品，少吃油炸、肥腻食物，以防加重体内的燥证。

另外，在选用药物补充肺气的时候，因为皮肤瘙痒一般是浅表性的病症，所以在用药的时候不提倡用量过大、用药过猛，否则可能会引起肺的损伤，所以在选用药物的时候一定要选择比较温和平缓的补肺药物和祛风养血止痒的药物。

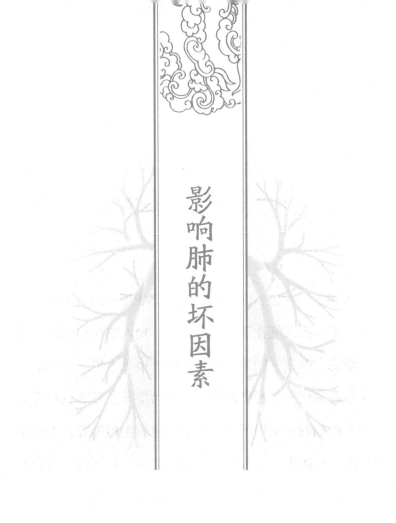

影响肺的坏因素

　　"人活一口气"，肺健康，人才会更健康。肺，是直接与外界接触的人体重要器官，所以极易受到内外界的因素影响，一旦受到损害就很难恢复，从而直接影响人们的健康！

✂ 身处空气污染之中，肺不可不补 ✂

说到空气污染，大家第一时间就能想到的是雾霾。因为近年来雾霾天气在秋冬季节频发，使人致病的报道在报纸、杂志、电视、网络等各大媒体上屡见不鲜，公众也开始更多地关注空气污染问题。空气污染其实并非只有雾霾一种，还有装修室内污染，以及工业粉尘污染等；不仅包括户外空气污染，还包括室内空气污染。在国内，人们的环境保护意识非常薄弱，只有出现有人因其身患重病甚至死亡后才被重点关注，否则就对此意识淡漠。另外，很多事件都是伴随着报道在短时间内升温，报道过后，经过一段时间的冷却，就会被大众所遗忘。在整个过程中报道仅是唤醒了公众的一点认知，但人们的防范意识还是比较薄弱。作为一名医师来讲，我最不愿看到的就是病患拖着病躯来医院，患者家属哭哭啼啼，我却只能尽自己最大所能地给予救治，除此以外别无他法。如今通过撰写科普材料，希望大家面对空气污染时，不是只有一丝丝的防范意识，更要有较强的自我保健能力。

下面对雾霾、家装、粉尘对肺的伤害做一些细致的讨论，同时也涉及部分防护措施，希望对大家能够有所帮助。

1. 雾霾对肺的伤害

近年来，由于雾霾频发，人们对雾霾的认识也逐步加深，比如空气污染的专业名词PM2.5，现在这个词儿非常火爆，连街头巷尾的小孩子都知道是什么，在这里我还是要不厌其烦地给大家说一些关于雾霾、PM2.5的那些事儿。雾霾中对人体危害最大的是直径10微米以下的可吸入颗粒，特别是PM2.5，它们达到了肺泡的临界值，会通过呼吸系统进入人体，一般吸入的PM2.5有75%会沉积在肺泡中，无法排出体外，它们会影响肺部的换气功能，降低呼吸机能，甚至诱发呼吸道炎症，造成呼吸道堵塞。长期处于高浓度的PM2.5环境中，身体健康的人会出现咳嗽、胸闷、气管炎等症状。如果本身就有呼吸道方面的疾病，则会出现肺部感染、气短、胸闷、喘憋等不适。

除此之外，PM2.5 的面积较大，活性强，通常携带有各种有害物质，如重金属、微生物、细菌等等，这类物质本身致癌性和诱发癌症基因的危害极大。比如多环芳烃，这种有机化合物常常附着在直径为 5 微米的颗粒物上面，进入人体后会被呼吸道、消化道吸附，诱发皮肤癌、肺癌、直肠癌、膀胱癌等，甚至影响男性的生殖系统。这些有毒物质进入人体后，会引发组织炎症。长期处于高浓度的 PM2.5 的环境中，会导致肺泡弹性降低，甚至诱发肺纤维化，影响呼吸功能，久而久之，患肺气肿、支气管炎、支气管哮喘乃至肺癌的概率就会增加。有研究表明，PM2.5 的浓度每上升 10 毫克／立方米，得肺癌的概率就上升 4%。

世界卫生组织下属的国际癌症研究机构发布报告，将被污染的空气确认为"一类致癌物"，并提出 PM2.5 与癌症发病率的升高有明确关系，甚至在某些地区，已经成为癌症发病的第一因素。

霾对肺的伤害是一个循序渐进的过程，因此难以引起人们的重视。生活在雾霾严重的城市，有的人本来身体非常健康，但也渐渐感觉自己干一点活或上几步楼梯就气不够使，或剧烈咳嗽，胸部发闷，这就有可能是雾霾引发的症状。

身处于雾霾之中，最受伤的就是我们的肺脏，直接变成了吸尘器。呼吸是必需的事，因此作为呼吸系统中转站的肺部是跟外界环境接触最频繁的器官，而且肺是最易积存毒素的器官之一，人每天的呼吸将大约1000升的空气送入肺中，空气中漂浮的许多细菌、病毒、粉尘等有害物质也随之进入到肺部，造成各种呼吸道疾病和肺部疾病。咳嗽是呼吸道疾病的常见症状之一，也是肺癌早期最常见的症状。

由于空气污染高发，我国居民肺癌的发病率在40年内增长了3倍。而近期空气污染导致肺癌的发病率更有上升趋势，目前，我国最小的肺癌患者年仅8岁，家住华北地区。很多医院胸外科的床位逐渐紧张，中医院呼吸门诊的门诊量也日益增加，从中医角度来看，雾霾的致病原因就是各种物质堵塞和刺激了人体的肺系统，导致肺系统无法进行正常的呼吸代谢。

在雾霾天来求医问药的一般都是在户外工作的人员，大部分是农民工，其次要属我们的人民公仆——交警，由于他们长期暴露在无遮蔽的环境下，雾霾除了会攻击他们的呼吸系统以外，还会附着在他们的皮肤上，所以这些人除了常见的咳嗽以外，还会有皮肤瘙痒等症状出现。PM2.5 对人体造成的伤害几乎是不可逆转的，所以我们要采取行之有效的方法来护卫自己。

（1）外出佩戴专业的口罩

作为防护 PM2.5 颗粒的第一道屏障，口罩肯定少不了。不过目前市面上各种口罩五花八门，选择的时候也要慎重。市面上常见的普通无纺布棉布口罩、医用口罩、活性炭口罩对防 PM2.5 没有太大的作用，需要选择专业的 PM2.5 口罩，一般标准为 N95、N90 等系列，作者也一直带领团

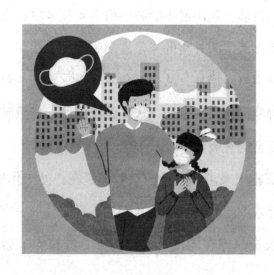

队，积极致力于中医药外治相关产品的研发与实践。

（2）空气污染严重，正确开窗通风

空气污染严重时不开窗，固然可以减少 PM2.5 的入侵，然而室内长期不通风也会导致二氧化碳等废气浓度慢慢超标，微生物和细菌含量增加，甚至多于室外空气。空气中氧含量不够，人们就会感觉呼吸不畅，所以雾霾天也需要短时开窗通风。在室外空气污染不是十分严重时，避开早晚交通高峰和风力较大引起扬尘时，静风条件下可每天两次、每次 20~40 分钟开窗换气。若遇到连续污染天，通风换气时可在纱窗附近挂上湿毛巾，这样能够起到过滤、吸附作用。

（3）停止户外锻炼

在雾霾天最好不要从事户外运动，停止长跑锻炼等，尤其是患有心血管疾病的人和年老体弱者。如果一定要运动，那就改到下午 3 点至 5 点之间，这时候的空气质量会好一些。

（4）饮食清淡，多食鱼腥草，补益肺气

在雾霾天宜选择清淡易消化且富含维生素的食物，多饮水，多吃新鲜蔬菜和水果，这样不仅可补充各种维生素和无机盐，还能起到润肺除燥、祛痰止咳、健脾补肾的作用。少吃刺激性食物，多吃些梨、枇杷、橙子、橘子等。这里推荐一下鱼腥草，亦菜亦药，其性微寒，味辛，入肺经。具有抗菌、抗病毒、提高机体免疫力、利尿等作用，还有很好的抗辐射和抗空气污染的作用。美军空袭日本广岛，投下人类历史上第一颗原子弹后，一时间，焚化和腐烂的尸体及核裂变产生的气体，使空气中散发着大量的"毒气"，为了解毒，当时广岛人服用最多且疗效最好的中草药就是鱼腥草。但要注意，脾胃虚寒者不宜服用鱼腥草。

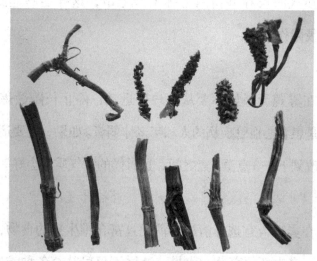

▲ 鱼腥草

即常有腹胀饭量减弱，腹部喜温喜按，口泛清水、大便稀溏，或者"吃啥拉啥"的人不宜服用。

另外，可选用补肺丸等药物以补足肺气。

2. 家装对肺的伤害

现代家装中使用的诸多建筑材料大多是合成材料，比如合成塑料制品、化纤制品、黏合剂、油漆、涂料等。这些装修材料中含有大量的甲醛、甲苯、苯乙烯、甲醇、酚、磷苯二甲酸二丁酯、氯乙烯、氡等多种有害物质，所以会造成室内空气严重污染。这些物质除了释放有毒气体以外，还有一些具有放射性的元素，它们对人体造成的伤害可以说是终身的，这些有毒气体最先攻击的就是我们的肺系统。因为肺系统直接与外界环境接触，所以对于外界的污染也是最先感知到、最先受害的器官。

进入空气污染的室内，我们最先闻到的就是一股刺鼻味道，这就是装修中的甲醛味道，这种气体通过呼吸直接进入人体，对人体健康造成严重破坏。长期处于甲醛气体达到一定浓度的环境中，人就会出现咳嗽、头晕、头痛、失眠、食欲不振等症状，严重的会出现鼻咽癌、肺癌、白血病等症状。

　　新装修的房子里除了甲醛以外，会对肺造成严重伤害的还有另一种无色气体——氡。这种气体具有放射性，广泛存在于自然界很多类物质中，如大理石、花岗岩、砂石等建筑材料，当这些材料被大量地聚积到密闭的环境中就会造成空气污染。长时间处于含有氡的环境中的人，无疑是被时刻辐射着，恶心呕吐、头发脱落、牙齿松动等一系列变化无一不是说明身体健康正在流失。对此没有深刻概念的人可以想象一下做放化疗治疗的癌症病人，在治疗前期他们会出现恶心呕吐、食欲减退、发热、干咳等症状，并且他们所接受的放射治疗还是在医生的控制范围之内。

　　说了这么多，主要是想提醒大家，不要轻易忽略日常生活中我们身体的任何细小变化，因为这些变化往往是身体求救的信号。以前我曾遇到过一位因室内空气污染来就诊的女患者，她曾是一位时尚漂亮的姑娘，结婚住进新房三个月后，每天脱落的头发日益增多，开始没有在意，后来因为头发严重脱落，才意识到健康出了问题，当时吃了很多补肾的药物、食物，但是一点儿作用也没起到。后来通过朋友提醒，找到专业室内空气检测机构到家里检测了一下，才知道是装修污染惹的祸。

通过对大量因装修污染造成疾病的患者进行分析，我们得知不管是甲醛还是氡都会经由呼吸进入人体，先对肺系统造成伤害，然后影响到患者其他各个方面，所以在治疗此类原因引起的病症时一定要先从肺入手，循序渐进，只有这样治疗才能有效提高成功率。在此建议大家，装修完房子后，一定要进行长时间的通风换气，入住前最好将房子晾晒半年，否则室内不利健康的空气环境，真的可能会要命。

抵抗空气污染侵害，最终还是要靠自己，只有我们的肺系统健康了，身体在面对空气污染伤害时才能拥有较强的免疫力，所以通过补肺来加强肺系统的自卫能力尤为重要。需要补肺的人在日常生活中需要注意：不能仅靠食用一些诸如百合、银耳、梨等类的食物，这些食物只能起到润肺的作用，并不能对肺进行充分的补养，这时候可以选用一些较为温和适中的药物，如补肺丸一类方剂来补足肺气，强壮肺系统，提高

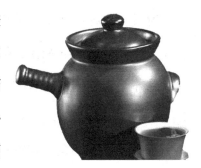

身体免疫力。

3. 粉尘对肺的伤害

上个星期，我在门诊为患者看病的时候，一位过去的患者老王陪着他的工友小李来看病，进门之后就说："您快看看，小李现在时有咯血症状。"

说到老王，还要从一年前说起，他刚来看病的时候，说不清自己到底是怎么了，就是感觉呼吸困难、咳嗽，时常会出现胸闷，当时他以为可能是一般的感冒咳嗽，但自己吃药总是不见好。通过各项检查，发现老王肺部有大片的阴影面积，通过询问职业，才知道老王在工艺厂上班做喷漆，长时间工作，又没有戴口罩的习惯，所以完全可以判断老王是患上了一种不常见的病"硅肺"。

对于硅肺病很多人都只是听说过，但是从来没有真正地了解过，这种病症早期没有特别明显的症状，即使 X 线胸片上已有较明显的征象，但是患者在感觉上仍无明显表现，除非是定期体检或者拍摄胸片才能发现肺部已有典型硅结节病变，这种情况一般已进入了硅肺病Ⅱ期。出现硅肺病的患者一般是在高密度粉尘企业上班，比如矿场、砂石厂等存在研磨、扬沙环境中的人。在发病早期，这些人会感到呼吸不畅或者胸部有压迫感，在用力时或者稍微用力时出现，休息时很少有类似感觉，这是由于肺纤维化特别是合并肺气肿所致，也可由合并感染引起。

硅肺病达到Ⅱ期的时候，吸烟患者一般会出现咳嗽、咳痰等支气管炎症状。他们咳嗽的时间主要在早晨，有时日夜间断发生，后期常有持续性的阵咳（可能由于气管和支气管内神经感受器受硅结节块的刺激所致），无痰，或仅有少量黏痰；在继发感染时可出现脓性痰，咳嗽加重，病情加重的时候就会如小李一样出现咯血，就是痰里带血丝；更严重的患者则会出现胸闷、胸痛，只要天气有所变化，胸部就如针刺一般疼痛；最严重的硅肺病患者会出现充血性心力衰竭。

硅肺病的治疗是一个比较漫长且充满痛苦的过程，如果患者能有一个日渐强壮起来的肺，就能够帮助患者早日击败病魔，重获健康。而现实往往是病越治越严重，因为在长期的病痛折磨和治疗药物攻击下，肺越来越弱，所以治疗时补肺势在必行。这时候硅肺病患者的肺正处于虚弱期，如果选用过于刚烈的药物来补一定会适得其反，所以一定要用平和的补肺益气的药物。

不管是雾霾、室内污染，还是粉尘，都是通过呼吸进入呼吸道，对人体的肺系统进行破坏攻击。在治疗由这三大原因引起的疾病时一定要从根源处着手，首要做好补肺工作，补足肺气，加强肺系统的抵抗能力。只有肺系统的根基稳定了，治疗和预防才能够事半功倍。

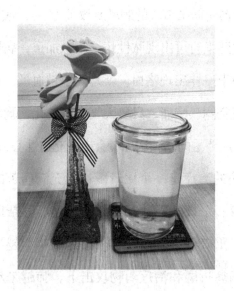

❧ 吸烟不补肺，有病常相随 ❧

"饭后一支烟，赛过活神仙"，这是让无数"老烟枪"感觉最为享受的事情，他们经常会在饭后点燃一支烟，惬意地享受烟雾缭绕带来的舒畅与快感，却从没察觉到自己已然处于一个严重污染的环境中。

吸烟时，燃烧的烟草与空气接触会被分解成1200多种化学物质，有的是气体状，有的是微粒状，这就是吸烟时的烟雾，这些烟雾颗粒往往对人体有着致命危害，比如大家最熟悉的尼古丁、烟焦油、一氧化碳、二氧化碳、氢氰酸等。这些物质被吸入体内后，沉着在体内，短时间无法清除，日积月累会造成呼吸系统阻塞，引起肺虚。

另外，香烟燃烧时，其燃烧温度可达到850℃，所以吸烟无异于是在炙烤呼吸道，这让原本应该湿润的鼻腔、呼吸道、肺更加干燥，引起肺火上扬，每吸一支烟，无疑是在给肺系统和身体上一次"大刑"。

目前，喜欢吸烟的人越来越趋于年轻化，很多青少年在很小的时候就开始接触并且以吸烟为乐。我在网络上见过一个最小的烟民，他当时才两岁，手里夹烟的姿势却颇为老道。作为一名医者看过之后感觉颇为无奈，对他的家长除了谴责实在是无话可说。吸烟对人体造成的危害，往往是不可逆的。最常见的肺炎、慢阻肺和肺癌都是吸烟患者的高发疾病，所以在此需要劝一下各位家长，一定要与孩子多沟通，尽量不要在孩子面前吸烟，更不要让孩子过早沾染香烟。

1. 吸烟与肺炎

吸烟时，人体的呼吸道上皮细胞纤毛运动加快，黏膜对烟雾中刺激物较敏感，所以很多吸烟的人易患有咳嗽、咳痰。随着吸烟时间的延长，人体呼吸道内的纤毛运动减慢，纤毛倒伏、脱落，好像掉了毛的旧牙刷，黏膜对烟雾的刺激敏感性也降低，痰液滞留在呼吸道内，更容易导致咳嗽、上呼吸道感染等病症。而长期吸烟会使肺系统抵抗外界侵害的能力下降，肺的局部自保能力减弱，从而引发肺炎。感染肺炎的患者往往会伴有寒战、高热、咳痰、胸痛及呼吸困难等症状，如果感染了肺炎，除了要抓紧治疗外，一定要辅以补肺，否则会往肺结核、肺癌、急性肺脓肿等重症方向发展，严重时甚至可能会致人死亡。

2. 吸烟与慢阻肺

慢阻肺全称慢性阻塞性肺疾病（COPD），是与艾滋病并列的第四大死因。慢阻肺属于一种慢性、进行性疾病，现有的药物很难治本。它主要破坏患者的肺功能，病人的突出表现为活动后气短，且进行性发展，严重者休息状态下也存在呼吸困难。而早期病人只有轻微的咳嗽，因此易被忽视。

肺功能检查是诊断慢阻肺简便、易行的手段。很多病人认为咳嗽咯痰只是气管炎的症状，其实这是不对的。如果只是按照气管炎进行治疗，就会延误病情，肺功能就会快速衰退。因此，一旦怀疑得了慢阻肺，一定要做肺功能检查，以便确诊。

吸烟对于慢阻肺而言，是一个肯定的致病因素。在我国慢阻肺患者中，90% 以上都吸烟。经研究发现：吸烟者中 34% 的人有可能发展为慢阻肺。吸烟会引起气道防御功能下降，从而引发炎症。

原则上，吸烟者每年都应该到医院做肺功能检查，虽然并不是说所有吸烟者一定会发展成慢性阻塞性肺疾病，但是超过 40 岁以上的吸烟者，慢阻肺的发病率高达 48.2%。目前对于急性慢阻肺的治疗，西医一般多为患者开具口服和吸入药物，以便能够抑制气管内的炎症，减缓肺功能减退。中医前期则是以清热化痰为主，用中药来止咳、化痰、清热、平喘，以缓解患者症状，后期则是以补肺为主，达到巩固肺气、滋养肺阴的功效。不管是西医的对症和减缓治疗，还是中医的根本治疗，病人都需要通过规范的锻炼，加强肢体肌肉的力量，提高呼吸功能，来增强自己的体质。

3. 吸烟与肺癌

自 20 世纪 80 年代起，肺癌已成为全球范围发病率和致死率最高的病症，这种趋势亦呈逐年上升趋势。在工业比较发达的美国，肺癌的发病率也是高居癌症高发榜榜首位置。而我国肺癌的患病率亦是逐年增多，各地肺癌患者日渐呈年轻化趋势。

为什么全球肺癌的发病率这么高，除了需要人类共同面临的环境问题以外，最大一部分原因就是和吸烟有着直接关系。烟草中含有大量的致癌物，如苯并芘、烟焦油等，它们的致癌作用是世界一致公认的。另外，烟草中还含有大量的放射性元素，对此，有专家曾说："不管怎样，吸烟者中所有的肺癌患者，大约半数的致病因素仅仅是放射性元素。"所以很多自己不抽烟，却经常身处"二手烟"世界里的人也是肺癌高发人群。燃烧的香烟烟雾中具有放射性元素，所以被烟熏过的衣服、家具、墙壁、皮肤表面都会有放射物质残留，这对于身处其中的人们尤其是儿童来说，健康面临严峻挑战。在"二手烟"的环境里，女性罹患肺癌的概率是吸烟者的 2~3 倍，如果该女性怀孕，被动的吸烟会使胎儿的畸形及产前死亡率升高近 1 倍左右。

对于香烟致癌，流行病学相关组织人员对美国、英国、加拿大 3 个国家 100 万以上的人群进行了 1 次大规模对比观察。结果表明，肺癌的发病率，吸烟者为不吸烟者的 10.8 倍；肺癌的年死亡率，不吸烟者为 12.8/10 万；每日吸烟 10 支以下者为 95.2/10 万，是不吸烟者的 7.4 倍；每日吸烟 20 支以上者为 235.4/10 万，是不吸烟者的 18.4 倍。我国上海肿瘤研究所 1986 年公布：上海肺癌的发病率已达美国同期水平，患病者中，不吸烟者仅占 1/3。由此可见，很多肺癌患者的发病原因不仅仅因为大气污染，而是源于吸烟。

目前吸烟的青少年，其致癌的危害性在若干年后才能显示出来，研究证实：发育时期青少年的肺组织对致癌物质更敏感，今后发生肺癌的危险性更大。

肺癌在中医上讲，是气血为毒邪壅塞而不通所致，治疗肺癌需要"从实去虚，补则有余，血气已调，形气乃持"，意思就是，当补足肺气的时候，体内的气血就能够自然通畅，肺癌的拥堵就能够自动散开。

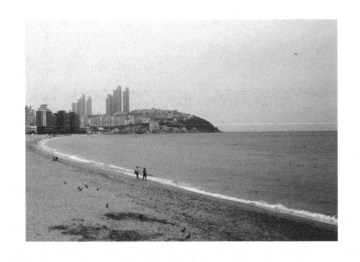

综上所述，只要抽烟就极有可能会引起肺虚，肺一旦虚弱，就很容易引发各种疾病。所以为了高效预防和治疗肺炎、肺癌以及慢阻肺等疾病，就需要更多的朋友戒烟。如果控制不住想抽烟的朋友，可以尝试用口香糖来分散一下注意力，如果实在难以忍受，可以出去遛个弯，在疲惫的时候深呼吸一下，这些举动对于戒烟都有一定的帮助。常吸烟的人日常可以多吃一些补肺的药物来增强肺的抗病能力。

﹛油烟害肺，肺伤怎能不补﹜

人们普遍认为，女性肺癌的发生率要远远低于男性，因为女性抽烟的人数相较于男性要少很多。然而事实却恰好相反，据统计，近几年来女性肺癌的发病率上升很快，尤其是 40~50 岁女性患肺癌的人数已接近男性。对肺癌患者长达 5 年的追踪病因调查发现，70％的男性肺癌患者死于吸烟病因，只有 18％的女性患者因吸烟或长期被动吸烟（丈夫吸烟或工作在吸烟环境中）导致肺癌。

在导致非吸烟女性罹患肺癌的危险因素中，超过60％的女性长期接触厨房油烟，做饭时经常有刺激眼和咽喉的烟雾出现；其中 32％的女性烧菜喜欢用高温油煎炸食物，同时厨房抽油烟机设施老化、厨房门窗关闭，厨房小环境油烟污染严重；还有 25％的女性家中厨房连着卧室，冬天烧菜时很少打开窗户，高温油烟久久不能散开，甚至睡眠时也在吸入。有毒烟雾长期刺激眼和咽喉，损伤了呼吸系统细胞组织。调查表明，这种病在城镇中老年女性肺癌患者中特别突出，危险因素是正常人的2~3倍。

曾经公布过的一项调查时间长达5年的肺癌流行病学调查报告里提到，中青年女性长期在厨房做饭时接触高温油烟，会使其罹患肺癌的危险性增加2~3倍。专家调查后认为，由于在厨房做饭时高温油烟产生有毒烟雾，使局部环境恶化，有毒烟雾长期刺激眼和咽喉，损伤呼吸系统的细胞组织，如果不加以保护，很容易诱发肺癌。

很多读者会觉得上面的内容比较"辣眼睛"，千百年来一直有人做饭，都没有听说过谁因为做饭而得病，因而也不太愿意去相信上面相关机构给出的数据。在现实生活中，我们经常会叫"家庭煮妇"为"黄脸婆"，一个经常在家的人是有足够的时间去休息的，但是为什么她的脸色还是会发黄呢？关于这个问题可以结合上面的观点来看，那就能够理解了。开火做饭会在不经意间伤到身处其中的人的身体，首先是呼吸道，致使呼吸不顺畅，气血也就无法正常荣润皮毛，也就没有办法保养自己，脸色发黄是必然的，严重的还会引发各种疾病。

从中医角度来讲，厨房确实是一个易诱发肺病的地方。先不去讲油烟，咱们先来看看厨房中必不可少的一样东西——火。有火，我们才能够烧水，做饭。火让我们感受到食物的美味，享受到生活的美好。但是对于做饭的人来说，火却是潜伏在生活中的健康杀手。当我们接触火的时间久了，先会感觉到皮肤炙热，呼吸道干燥，呼吸加促。如果把这些状况都一一地加在一位炎炎夏日里还要长时间身处于厨房做饭的人身上，这对身体、对健康来说是什么样的煎熬呢？话说回来，肺主水，通调人体内的水系统，而从五行而言，厨房中的火可克水，无疑会对长时间接触者的肺造成伤害，所以长时间停驻于厨房的人，大多会有肺虚的症状。

我在门诊医治过的案例中，有这么一位从事厨师行业的人，他当时身处于厨师长的职位，在餐饮后厨打拼了将近30年，来看病前经常会感觉到胸口闷闷的，并且伴有轻微的咳嗽，止咳药吃了不少，但是一点都没有见效。后来他去医院拍了片子，发现肺部出现小片阴影，但是其他状况都比较良好。西医给他开了一些消炎类的药物服用，服用一段时间过后，症状没有什么明显改善。当他准备放弃治疗的时候，他的爱人将他带到了我这里。通过问诊，我知道了患者的职业，初步断定是由于该厨师常年身处在火和油烟比较严重的地方，另外精神和身体长期处在高度紧张的状态，所以可以确诊该患者的所有症状都是由肺气虚弱造成的，于是给他开了补肺汤合麦冬、地骨皮等。患者服药后两个星期，来医院复诊，咳嗽已经减轻，胸闷气短的症状已经消失，后又坚持服用一个半月的补肺丸，再

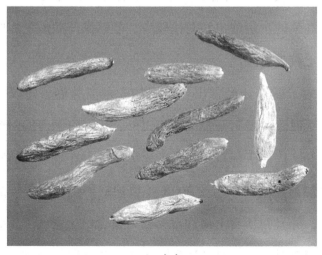

▲ 麦冬

次拍片复查，肺部阴影消失。

我们再回到厨房，厨房里除了火，就是浓重的油烟。煎炒烹炸是做出美味的诀窍，同时也是油烟产生的主要途径。油烟是非常难以清理的物质，一旦吸入肺里，就很难被排出体外。吸入体内的油烟会阻塞呼吸道，造成肺虚，进而引发肺炎、肺结核、肺癌等各种严重病症。或许有人会问，为什么没有听过古人有关"厨房"病症的论断呢？一是因为，古代医生对此没有太过深入地以职业为目的去做案例研究；二是因为，古代厨房与现代厨房相比，不仅环境较为开放，设备相对落后，就连食材也是比较落后的，炒菜的食用油也相对比较少，能够操作煎炒烹炸的人数量也较为有限。

为了能够让经常出入厨房的人远离肺癌，建议大家在做饭时除了要打开抽油烟机以外，最好将厨房的门窗一同打开，以便于保持厨房内的通风透气。在翻炒菜的时候要将油温控制在不超过 200℃（以油锅冒烟为极限）的范围内，并且在饮食上应注意多摄入富含维生素 A、胡萝卜素的蔬菜和水果。另外还可以选用一些补肺的药物，诸如

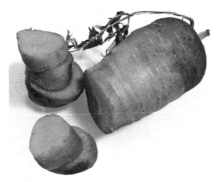

▲ 胡萝卜

可以温和调理、补益肺气的补肺丸，帮助我们更好地调养肺，达到补气益血的目的，在强健身体的同时也让我们容光焕发。

❧ 坏情绪、熬夜，不补肺真要命 ❧

"熬夜通宵"已成现代时尚生活的代名词，被很多年轻人津津乐道，尤其是刚上班的小青年以及一些在校学生，他们以能够和朋友一起 happy 通宵为乐，却不知道在不知不觉间已经透支了身体健康。

不久前，一个年轻小伙子来到了我的诊室，他刚从学校毕业参加工作没多久，当时他因为经常发烧、咳嗽、胸闷被家长带到我这里来，通过检查，确诊为肺炎。作为医生除了要给患者开药治病，帮助患者认识不良习惯，更要给出合理生活建议。通过与患者交流，了解到他已经有将近半年的时间没有好好睡觉了，不是在通宵加班，就是在熬夜应酬，最近一个礼拜经常感觉胸闷气短，和自家老妈说了，就被带到了我这里。

在与小伙子的交流中，我告诉他，长期熬夜通宵、作息时间不规律是造成发病的主要因素。了解到这些，小伙子脸上出现了悔意，他说自己也知道熬夜通宵、作息时间不规律对身体不好，此前在网络上也看到过不少类似"女主播""上班族""淘宝店主"等因为熬夜而猝死的新闻报道，但当时只感觉是娱乐新闻，以为熬夜通宵致病致死的事情离自己的生活很遥远，但是没想到自己这次因为熬夜通宵让肺炎找上门来，影响了健康。

此前来我这里，因为坏情绪和熬夜而得病的人举不胜举。现在我为什么要将坏情绪和熬夜放到一起来讲呢？因为西方有一位科学家曾经做过一个实验，就是"生气1小时＝熬夜6小时"的实验。从中医角度来看，不管是坏情绪的爆发还是熬夜都是在损耗人体的元气，而元气是由肾中精气、脾胃水谷之气及肺中清气所组成且分布于全身各处的精微物质，只有元气充足才能"思维反应快，睡眠好，能吃能喝消化好，能跑能跳心不慌，不咳不喘气顺畅，气色良好声音亮"。

有过熬夜经历的人都知道，如果前一晚没睡好，第二天脸上势必会出现大大的黑眼圈，同时身心俱疲，注意力很难集中，工作、学习效率明显下降，而以上这些还只是表面现象。事实上，长期熬夜的巨大隐患在于它能够摧毁机体免疫系统的保护作用，致使包括感冒、肺炎、肠胃炎等各种疾病"乘虚而入"。另外，美国芝加哥大学和路易斯维尔大学的研究人员还发现，睡眠不足的人更容易罹患癌症。一方面熬夜会影响正常的细胞分裂，增加细胞突变和癌症的发生概率；另一方面，免疫系统保护作用薄弱意味着它无法识别并清除早期癌症，致使癌细胞在体内肆虐。

此外，长期睡眠不足还是高血压、糖尿病、心血管疾病与肥胖等的重要诱发因素，严重时甚至会猝死。从中医的角度来看通宵熬夜的危害，就在于身体在该排毒的时间内没有排毒，在该休养的时候没有得到充分休养，过多的毒素积累和长期的疲乏劳累，造成身体气血虚弱，就像存放时间过久的"糠心大萝卜"。长期气血虚弱是导致疾病发生的根本原因，对此中医有"气为百病之长，血为百病之胎，气血足则百病消"的理论。

除了通宵熬夜，对身体造成伤害最大的就莫过于坏情绪了。"气大伤身"是我们普遍知道的，如果你是一位脾气焦躁、容易大怒的人，发过一通"雷霆之怒"后肯定会觉得大脑空空，严重时甚至会感觉到眩晕。这是由于人在生气的时候交感神经兴奋，导致血管收缩和血压升高。如果脑血管较脆或者已经出现硬化，就容易发生脑卒中，十分危险。对此，哈佛大学公共卫生学院的一项研究发现，人在愤怒的 2 小时内，发生缺血性或出血性脑卒中的概率是平时的 3 倍。所以建议上了年纪的老人一定要切记勿大怒，因为随着年龄的增加，我们人体的血管弹性也会相对减弱，所以老人大怒最容易引发中风、脑溢血等疾病。

古话说"气大伤身"，但对此很多人持一种疑问态度。前面的内容都是在说"肺气足，身体才能够健康"，"气大"不正好说明"肺气足"吗？为什么"气大"还会伤身呢？中国成语里有"过犹不及"一词，相信很多人都听说过，意思就是说：做什么事情都要适可而止，如果超出了范围，好事也可能成为坏事。"气大伤身"就是过犹不及的典型体现，当发脾气的时候呼吸就会急速加剧，失去自主调节和控制呼吸的能力，就会超量吸入气体，这时候体内的各器官很容易丧失自我保护能力，最终对身体造成伤害。

除了生气可以伤身体以外，其他坏情绪也可以，比如悲，当人在遇到极度痛苦的事情后产生悲伤情绪，往往会因此暗耗肺气而涉及心、肝以及心包经等多处脏器的病变。如果悲哀太甚，致使肺气过度耗损，就会出现呼叹饮泣、意志消沉、萎靡不振等症状，最终因悲而气滞。另外，人的坏情绪还有忧、思、恐、惊、惧等，这些坏情绪也会对人体健康造成影响，最初都是以"气"入身，而后破坏身体健康。

由此可见，健康不仅仅是指机体强健、没有疾病，更意味着情绪稳定，人际关系和谐，强大的抗挫折能力以及良好的社会适应能力。希望大家都能够以平和、积极和乐观的心态面对生活中的所有分歧和挫折，每天都保持好心情！

对于因为坏情绪造成人体的气息不稳，除了可以想想《莫生气》以外，还可以以歌来宣泄！欢歌笑语不仅是治疗百病的"良药"，也是促进体内器官年轻的"灵丹"，对肺尤其有益。唱歌时，胸肌伸展，胸廓扩张，肺活量增加，可促进肺内气体的交换，从而消除疲劳、解除抑郁、去除烦恼，有助于恢复体力与精力。

唱歌时的呼吸方法是腹式呼吸法，腹部肌肉因此得到充分利用，促进新陈代谢。另外，使用腹式呼吸法的时候，横膈膜的活动可以调节吸入和呼出的空气量，使肺容量增加，充分吸收氧气，有助于脂肪燃烧。此外，唱歌时腹式呼吸法亦可刺激大肠蠕动。同时，在唱歌的时候，我们的呼吸会变得非常有节奏，这是根据歌曲的节拍而定，唱歌的时候我们的呼吸会比平时要快。

控制和调节好呼吸非常重要，呼吸的好坏直接关系到我们周身经脉的通畅程度。《难经》说："人一呼，脉行三寸，一吸，脉行三寸，呼吸定息，脉行六寸。"我们的老祖宗早就用肺的呼吸来判定经络之气的运行，而不是用心跳。经络就是气流动的通道，肺的呼吸，是推动气的动力，也就是说如果想要加速经络之气的运行，需要从肺这方面多考虑一下。其实，这都是人的本能反应，通过肺的呼吸加速，加快气血运行，多吸入清阳之气，增加正气恢复的

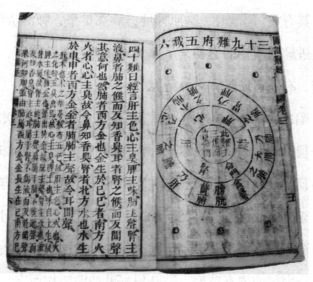

▲ 《难经》书影

机会，这就是唱歌养气的道理。但是当病症达到一定程度时，光靠自我调节保养是不够的，就必须依靠药物来辅助调节，在成病初期还是可以选用如补肺丸一类的温中药物来调理肺，以防病势蔓延。

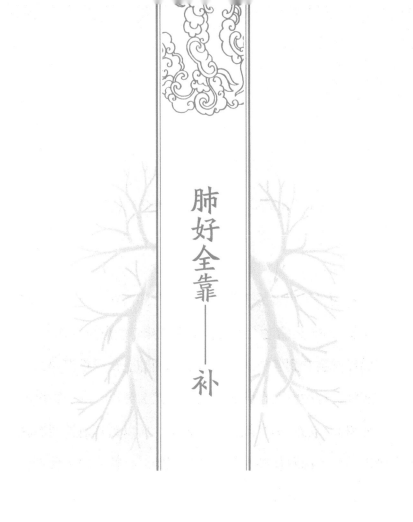

肺好全靠——补

　　肺的好坏直接关系到我们的健康质量，更关系到我们能够活多久，所以我们要时刻关注肺。肺为"娇脏"，疏忽大意容易致病，进而引发各种并发症，个别疾病甚至还会危及生命，因此，无论是从预防疾病还是治疗疾病的角度来说，都要以养肺为基础，而养好肺的关键全在于调补！

❦ 气在人在，久病调养勿忘补肺 ❧

前面说了很多关于肺为"娇脏"的内容，因为肺最容易受伤。对于久病之人来说，肺伤意味着病愈后身体不佳。我们经常会看到各类病人病愈后却因肺受伤严重而导致其他病症，这种情况在肿瘤类疾病中尤为突出。由于肺癌的致死率高，治疗的有效性也比较差，所以当其他类型的肿瘤因某种原因致使肿瘤扩散转移到肺时，往往预示着患者生命的终点日益临近。

在临床相关的病症中，疾病后期的并发症很麻烦，但最可怕的是感染肺炎，特别是一些长年卧床的病人，往往肺部沾染疾患也就意味着病情加重。根据我多年的临床经验，将肺病的重症信号归纳为以下五种。

（1）肺癌晚期患者临终前一星期，在呼吸时胸廓会起伏很大，特别是晚上气喘会比较厉害，喉咙痰声会加重，而且有的会出现想吐痰却吐不出来，这也是间接导致患者死亡的原因之一。

（2）肺病病人在临终前几分钟通常会进入昏迷状态，其呼吸变得不规则且很弱，到最后会大口地吸气而不吐气，侧卧时，会有较多的痰和液体从口中流出。

（3）老肺病患者通常会出现一种以肩痛为主的疼痛，特别是肺癌晚期患者，这种疼痛尤为明显。这种疼痛主要来自颈部支配上肢的感觉和运动的神经纤维的交感神经，当肿瘤一旦侵至该区域内往往会引起上肢的疼痛、乏力。

（4）老肺病患者还会出现说话声音嘶哑，但不会有上呼吸道感染及咽喉疼痛等其他不适症状，这是因为肿瘤侵袭具有发音功能的喉返神经，使得喉返神经受到压迫所致。

（5）胸闷气短也是老肺病患者通常会出现的症状，他们总会感觉喘气不够，而且很累，严重时出现气促症状，这主要是因为肺癌晚期癌细胞大量扩散转移造成胸腔积水，这些积水会压迫胸腔。很多肺癌晚期患者在临终前会出现面部、颈部水肿症状，非常痛苦。

如果自己或者身边的朋友身上有以上五种情况之一，从客观的角度来讲，有必要告诉你，老肺病很有可能已经转变成了肺癌，并有可能已经是肺癌晚期。如果侥幸这老肺病还没有达到肺癌级别，那么我就要说声"恭喜"！但是依旧希望您能够静心看完后面的内容，相信后面的内容会为您治愈肺病有一定的借鉴作用。

好，咱们言归正传，前面我们说过西医临床所说的肺与中医里所说的肺有着很大的差异。但是对于久病而引起的肺伤症状，中西医的描述基本相同，都是发热、高烧、咳喘、呼吸窘迫、多痰甚至严重窒息死亡。另外，中医里也有久病伤肾的说法，肺与肾的关系极为密切，久病之人的水肿问题其实就是由肺、肾调节水液代谢的功能受到破坏和影响所致。对于这类病人，如果采用中医治疗的时候只是单纯从治肾方面入手"补肾利水"，是很难达到康复效果的。"肺为水之上源"，如果我们在为久病之人治疗水肿的时候，在对肾进行治疗的同时，适当加入补肺宣肺的中药，就可能会收到意想不到的治疗效果，中医把这种治

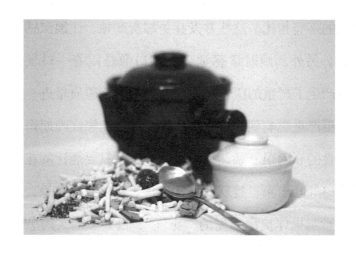

法叫"提壶揭盖"。

在确认了久病伤的不仅仅是肾，同时还有肺后，对于被病所伤的肺就不能不管不问。肺就像是身体的晴雨表，一旦伤肺，其所带来的将是难以用语言描述的折磨和痛苦。所以从这点来说，久病之人需要时刻注意保肺、养肺，特别是长期卧床的病人一定要掌握有关肺的护理基础知识。

我在临床上曾经遇到一位乳腺癌晚期的病患，她的肿瘤已经发生转移，虽然癌症带来的疼痛她勉强可以忍受，但频繁的感冒、咳喘、气短，严重时让她难过欲死，和癌症带来的疼痛相比,这些并发症更加折磨她,让她深感身心疲惫。另外,她时常感觉自己胸口像是闷着一口气,这让她产生了严重的厌食倾向,使得她的健康质量进一步下降,更严重影响到心理和生理健康。虽然癌症晚期病人出现厌食的原因很复杂,但按她的说法,只要能让闷在胸口的这口气吐出来,她就能正常进食。所以我就在想,肺病不仅影响机体抗病康复的"正气",也会影响久病患者的饮食。

目前,医学界在肺病的病因上虽然存在着很大的争议,但罹患肺病所产生的致命疼痛是被公认的,其疼痛等级不亚于产妇分娩的时候所产生的疼痛。在多年的临床实践中,我也看过很多被肺病折磨到几欲求死的病人,作为置身病房中的医生和家属都能切身感受到病人病发时那种撕心裂肺的痛。所以在医院每当遇到肺病病人临终前,即使"久经考验"的老医生也常常会选择转头回避,这时在场的每一位都会有一个念头萌生:有一个健康的肺真的很重要!

对于肺病的治疗,中医认为:治肺的方法主要有宣肺、肃肺、清肺、泻肺、温肺、润肺、补肺、敛肺八法。前四法属于祛邪，温肺、润肺有祛邪一面又有扶正一面，补肺、敛肺属扶正，临床上对各法的运用既强调细致区别，又重视数法合用。

宣肺，是宣通肺气之郁滞，宣者散也，麻黄为宣肺之代表药。

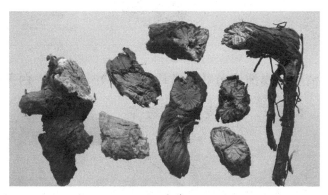

▲ 麻黄

肃肺，肃是清除的意思，肃肺不能简单理解为降气，而在于肃清痰火水饮。先宣肺后肃肺是先表后里之大法，宣肃并行则属表里双解。化水饮药物多为温性，而肃肺药多平和，甚至偏凉，如枇杷叶、马兜铃、款冬花、百部等。

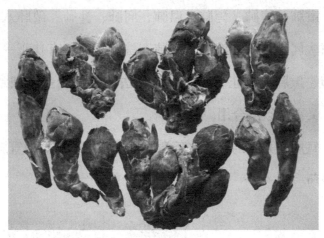

▲ 款冬花

清肺，属清法范畴，常用药有桑叶、石膏、白茅根、竹茹、鱼腥草、野荞麦根、黄芩等。

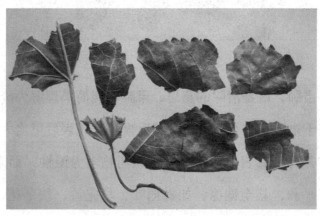

▲ 桑叶

泻肺，是泻肺中痰火和水湿，与肃肺有轻重缓急之别，所用药物药性峻猛，以葶苈子为代表药。

温肺，是温化肺中寒饮之法，甘草干姜汤、小青龙汤等属温肺范畴。

润肺，针对肺燥，代表方是沙参麦冬汤、清燥救肺汤等，润肺药有川贝母、瓜蒌、知母、芦根、天花粉、阿胶、沙参、西洋参、麦冬、石斛、玉竹等。

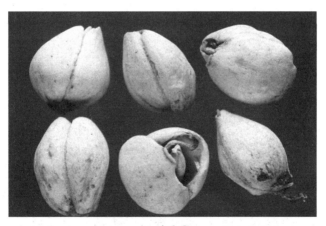

▲ 川贝母

敛肺，在于收敛肺气之耗散，如五味子等，敛肺药必须与补肺药同用。

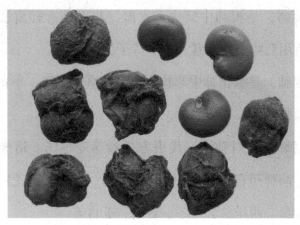

▲ 五味子

　　补肺，主要指补肺气，于一般补气药中择其温而不燥者，如人参、黄芪、甘草等。

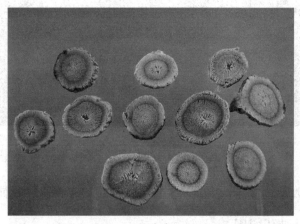

▲ 黄芪

　　对于肺病的治疗，经过多年的行医经验，我们总结出以补为本，宣、肃、清、泻、温、润、敛作为辅助，才能够有良效。所以久病的患者在肺的调养上，要以补为根本，顺畅气血，才能有助于治疗。而补肺不能够用猛药，药石过猛会伤到"娇脏"，适得其反，所以补肺的时候还是要选用诸如补肺汤、丸等一类药性平和、能够温中理气的药物来辅助治疗。

❦ 肺病需养护，误区要谨慎 ❧

目前，对于肺病的治疗和养护的认知，不要说是病人，就连很多医生也存在着或多或少的不足之处。接下来我会从肺病、治疗、养护三个方面的常见误区入手，给出相关建议，希望大家能在今后的生活中多加甄别，面对问题要首先做到心里有数。

误区认知一：只有"肺脏本身的病"才是肺病

时下，很多人认为，只有发生在肺部的疾病才能够叫作肺病，比如：肺癌、肺炎、肺结核等疾病才能够叫肺病，而嗓子疼、痰多、咳嗽等不被视作与肺相关的疾病，更不要提皮肤病、肠胃病、风湿骨病等疾病了。

其实，肺病的形式多种多样，有些风湿骨病，如果只是单纯地治疗骨病，而不去调理肺，即使短期显效，但长则三年五载，短则一年半载，老毛病——风湿痛可能还会找上门来。《黄帝内经》中对此就已经有很翔实的论述："是故百病之始生也,必先于皮毛,邪中之则腠理开,开则入客于络脉,留而不去,传入于经,留而不去,传入于府,廪于肠胃。邪之始入于皮毛也,泝然起毫毛,开腠理;其入于络也,则络脉盛色变;其入客于经也,则感虚乃陷下。其留于筋骨之间,寒多则筋挛骨痛,热多则筋弛骨消,肉烁䐃破,毛直而败。"这句话不仅说明了风湿骨病的形成原因,还告诉了我们皮肤病、肠胃病、骨钙流失等多种疾病的形成原因。有人可能会就此发表反对意见,这和"肺"有什么关系呢?

因为"肺主皮毛",肺气足则毛孔张合有度,可以抵御外邪进入;肺气弱则会让毛孔在不该打开的时候打开,使外邪入体。这并非是纯理论,在我以前的病案中有这样一例:江某,女,65岁,十多年的风湿骨痛、滑膜炎,并有二十多年的肠胃炎,夜间会有盗汗。综合病患整体情况,在治疗第一阶段,以调护正气为主,先从调理患者肺气着手,建议患者一周之后进行复诊。复诊时患者夜间盗汗的症状基本消失,早晨起床刷牙恶心的症状减退,胃部经常反酸的频率降低。第二阶段治疗采用固肺气、和胃气的方剂，服用此方两周，患者反酸只存在于饭后，晨起恶心基本上消失。第三阶段治疗以固气养精为主，通过将近一个月的调理，患者风湿骨痛的症状得到有效遏制，滑膜炎引起的腿部肿胀完全消除。从患者接受治疗到痊愈将近有一年的时间。因为每个病例都存在体质和病情的差异性，在此就不提供详尽的方剂内容了。在为这位患者治疗的过程中，我收获的心得是：治病不能只浮于头痛医头、脚痛医脚，一定要做到细致地体察病情，这才是对疑难杂症釜底抽薪的关键。

误区认知二：服用"防雾霾之品"就可"洗肺"

近年来每到秋冬季节，雾霾天就会时不时地来"光顾"一下我们的生活，这让人恨之，痛之，却又只能忍着。

"当我们无法改变生活，就试着改变自己"，无数的心灵鸡汤这样告诉我们。所以雾霾天里我们很容易接受在朋友圈里刷屏的"9种食物可防雾霾""你必须知道的16种防雾霾食物"，还有"中医发威——某老字号六味抗雾霾茶"，或者"猪血、鸭血是人体的清道夫，能够将侵入体内的有害粉尘清除出体外，建议冬天多吃点猪血、鸭血，既解馋又清肺……"这样的内容，更有不少人转发、推送给自己的亲朋好友以示关爱之心！从一名医生的角度来看，这些内容很多属于无稽之谈，我在朋友圈中看过一篇最离奇的文章，内容是一个防雾霾的方子："罗汉果20克，乌梅15克，百合10克，广金钱草10克，罗布麻10克，煎水代茶饮，每天数次。"据说有防雾霾、清肺、抗病毒作用。但只要是懂得中医的人都知道，这只是一个止咳平喘、降压的方子。

除了朋友圈内无数友好推荐，还有很多菜馆推出各种"养生菜"，据说吃了就可以清肺防霾，这些菜大多以百合、黑木耳、白萝卜、鸭血、银耳、雪梨、罗汉果等为主，打出来的广告是：可以对肺进行清洗。这些宣传实在令人汗颜。

"清肺"这个概念来源于中医，前面我提到过中医说的"肺"与西医的"肺"是有差异的，中医里的肺是一个系统，主气、主行水，能推动和调节全身水液。中医里的"清肺"一般是指引导体内清气上升，浊气下降，倾泻肺热、肺火，常用于咳嗽、多痰等上呼吸道疾病的相关治疗。而那些所谓的"洗肺食物""清肺食物"也就只能起到缓解咳嗽、多痰等症状，并不能达到"洗"的功能！

另外需要提醒大家，中医治疗讲究的是对证，养生同样也需要对证，更要因人而异。养生是一件需要持之以恒的事情，一家人的养生也需要区别对待，因为一家人的身体状况也存在着很大的差异性。在一个家庭中，有的人体质虚，就需要进食温热的食物调养，而有的人体质过热，就不适合长期进补温热食物。所以对于自身养生来说也好，对于家庭养生来说也好，漫无目的、不加选择地选用药物、食物，都会给身体带来严重伤害。

这里需要提醒大家注意的是，很多微信中转发的多数防雾霾清肺茶的方子，里面常会含有罗汉果、百合、广金钱草、罗布麻这几味中药，但罗汉果性寒凉，易腹泻者不宜用；百合味甘性寒，手足冰冷、畏寒、倦怠乏力、多尿的人不宜使用；广金钱草一般用于利尿，未见用于清肺，肺病患者不宜使用；罗布麻多用于降压，对清肺未见有效果且有一定毒性，不建议高血压患者自行服用。所以在食

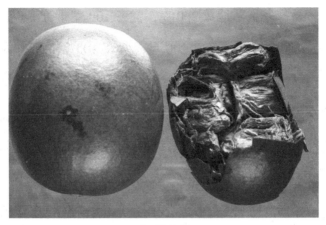

▲ 罗汉果

用这几味养生常用的中药前一定要咨询专业医生，看到底适不适合自己服用。

误区认知三：将"润肺"当补肺

相信很多人在咳嗽的时候，自己或者家里人会买些百合、银耳、雪梨等食材来煲汤补肺，这对于只是轻微咳嗽的人来说可能还是有一定效果的，对于老肺病患者来说就全然无效了。因为这类汤的主要功能是润肺，并没有从根本上解决重症患者的问题，这类补方对于他们来说就是鸡肋。

进补就要补到位，只有这样才能行之有效。说到补肺，就不得不提一下经常给需要进补的肺病患者开的经典方剂——补肺丸：熟地黄200克，党参100克，黄芪（蜜炙）100克，桑白皮（蜜炙）200克，紫菀100克，五味子80克。可以制成丸剂或其他剂型，适量服用。这个方剂对因各种病因引起需要补肺的患者都大有裨益，最好的一点就是药性平和，小孩子也可以适量使用。但在此我还是要提醒大家一下，这个方子虽然非常好，但是对于患者的不同病症、体质、年龄等差异，在用量上也会存在差别，所以在服用前还是需要让专业医生来给自己斟酌用量。我在此特别提醒有需要的患者，别看了我所推荐的方子就去药房抓药自己熬制。

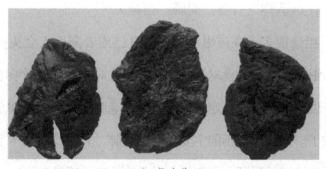

▲ 熟地黄

患者"乱吃药"是让医生最为厌烦的事情，但这种现象在生活中却司空见惯。很多患者通常会根据一些外在症状轻易判断自己的进补需求，经过电视、书籍、报纸上一些"名医"推荐就去购买食用，也不管是不是真的适合自己就乱吃一通，这样往往会吃出毛病来，甚至让一些原本轻微的症状愈发严重，为以后的治疗带来重重困扰。有些医学常识的人，都知道中医里的药方都是很有讲究的，所以我不会像其他书籍一样给大家推荐过多的药物、方剂，而是要让大家牢固树立重视调补肺气的理念！

{补肺无须年高,让养护肺成为一种意识}

中医养生的方法贯穿于人们的衣食住行各个方面,最行之有效的补养方法还是要从顺时摄养、调摄精神、起居有常、劳逸适度、饮食调养及运动锻炼等方面来改善。所以无论从哪个方面调摄,都应兼顾体质特征。中医以整体的观念强调人与自然的协调统一、全身各系统组织的协调统一,以阴阳五行"天人相应"的理论为主导思想,认为人体"正气存内,邪不可干""邪之所凑,其气必虚",倡导人们要树立"未病先防,欲病防萌,既病防变,愈后防复"的理念,重点强调"不治已病,需要抢治未病"的概念。因此,中医对很多病症的诊断需要通过由表及里、由此及彼的分析判断。对于病症的防治则需要因人、因时、因地进行调整。对于肺病的防治,我通过自己的临床经验,将人群划分为老人、年轻人和少年儿童三种。我之所以从年龄分是因为该病症在病因、病理上没有太大的区分，但在年龄里可以找到更多共性，这样才更有助于我们分析和解决肺病。

首先我们来说一说肺病的高发人群——老年人。

平时老年人最应该注意养生，除了需要注意心、脑、血管的保健外，肺也应作为重点养护对象。清代名医江笔花有句名言："肺气之衰旺，关乎寿命之短长。"《黄帝内经》也指出："邪之所凑，其气必虚。"由此可见，注重肺系养生，实为祛病延年之要义。

人的衰老与肺的健康息息相关，传统医学里认为：肺为人体十二经脉之始，主气，司呼吸。如果肺气虚衰，肺功能下降，则致肺气宣降失常，从而影响呼吸。肺功能下降不仅会使人气短兼喘促，而且更容易感受外邪，引发其他疾病。西医学研究同样表明：人寿命的长短与肺活量的大小密切相关，所以肺活量的大小是衡量一个人健康状况和精力的标准之一。人进入老年期以后，由于肺组织肌肉和胸腔的弹性逐渐减弱，功能慢慢衰退，肺活量逐渐下降。由于呼吸功能减退，机体获得的氧气就会减少，从而难以满足其他组织器官对"气"的需求。尤其是大脑，耗氧量约占全身的 25%，如果供氧不足，势必会影响到脑组织代谢，致使脑细胞缺氧，变得死气沉沉，失去活力，从而加速大脑的衰老，使人的寿命极大缩短。

老年人肺气虚，肺功能衰退，易患感冒、肺炎、慢性支气管炎、肺气肿、肺心病等症，严重时会危及患者的健康和生命。那么，如何延缓肺的衰老，保持一定的肺活量呢？两个字——补肺。

中医将老年人的肺虚分为肺气虚和肺阴虚。肺气虚主要表现为：呼吸气短、痰液清稀、声音低怯、神疲乏力、自汗畏风、面色淡白、易患感冒；肺阴虚主要表现为：形体消瘦、口燥咽干、干咳少痰、五心烦热、盗汗颧红，甚则痰中带血、声音嘶哑等。

如果上述症状都有，则为气阴两虚。因为所患病症不同，则需采取的调补措施也不同，但是调补的方式基本上都是基于延缓肺的老化，推迟"老年肺"的发生。在进补时，肺气虚的老年人应多选用人参、黄芪、潞党参、白术、黄精、蛤蚧、核桃仁、五味子等药食兼补之品；肺阴虚的老年人则应多选用太子参、沙参、百合、麦冬、玉竹、银

耳、阿胶、冬虫夏草、鲜梨汁、蜂蜜等。气阴两虚者需视
具体情况灵活选用上述药物，或者找医生咨询。

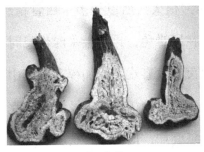
▲ 白术

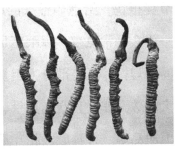
▲ 冬虫夏草

　　说完了老年人养生补肺的注意事项，接下来就说一下
时代的主力军——上班的白领、骨干、精英，简称"白骨
精"一族，他们要如何保养肺？有人认为"白骨精"一族
都很年轻，健康没问题，没有专门补养肺的必要，那么年
轻人到底有没有必要养肺呢？

　　首先从社会层面来看，如今社会竞争激烈，生活节奏
快，人们每天都处于精神高度紧张的状态。对于"白骨精"
一族而言，繁重的工作及学习所带来的压力更大。加上平
时饮食不规律，工作应酬较多，平常又十分缺乏锻炼，机
体很容易在无意识间失去"平衡"，最终导致免疫力下降，

易复发或加重各类肺系疾病。

其次，从"白骨精"一族的生活方面来看，都市生活节奏很快，给他们带来的压力很大。所以很多"白骨精"一族会经常熬夜，睡眠不足在所难免，再加上平时作息时间不规律，又有部分人因熬夜缘故喜欢晚上加夜宵，其中大多数又非常喜欢高热量、高蛋白的快餐饮食及各种巧克力甜品等。各种原因相互重复叠加，最终导致很多上班族痰湿积聚于体内，聚湿生痰，进而增加了肺系疾病的发生率和严重程度。

最后，我们从"白骨精"一族的工作环境来看，他们长期待在室内，久坐和密闭的环境最容易造成脑部缺氧，严重时会影响呼吸，最终导致气郁积于胸，生机得不到宣发，从而诱发或加重肺系疾病。

所以对于"白骨精"一族，我给出的建议是要多在力所能及的情况下进行锻炼，这样会有助于增强体质，使气血流畅。"白骨精"一族通过适当的锻炼可以增强机体免疫力，同时能够增强自身防寒御邪的能力，从而达到防御疾病及缓解症状的目的。从健康投资角度来讲，适当的运动就像给自己买了份终身保险一样。

如果患了肺系疾病，坚持锻炼身体，再配合常规治疗，就能很快减轻病情，这对于肺系疾病的治疗尤为重要。每天坚持做运动，例如散步、慢跑、游泳、瑜伽、太极等，会使人身心轻松，能够有效减轻工作及生活所带来的压力，从而达到精力充沛、充满活力的状态。

肺系疾病具有易反复发作的特点，故大多肺系疾病患者容易产生心理负担，甚至对治疗失去信心，因而出现焦虑、抑郁等情绪，甚至烦躁，拒绝治疗，对诊治过程产生不利影响。不良情绪很可能会导致临床症状加重及免疫功能降低，加速病情恶化。因此，如果得了肺系疾病就需时刻注意调节自己的心理状态，减轻心理负担。另外作为肺系疾病患者的亲友也要时刻关注他们的情绪，给予他们耐心的心理疏导，使他们保持心情舒畅。

平时坚持锻炼身体，增强体质，提高抵抗力，是"白骨精"一族减少感染肺系疾病的便捷途径。对于那些曾经接受过皮质激素治疗的肺系疾病患者来说，坚持锻炼是极为必要的，因为不注意锻炼，其机体抵抗力受到影响易并发多种感染。除了运动之外，此类人群还要尽量保证足够的睡眠，尽量少吃油腻的饮食，保持室内清洁卫生，当处于密闭的工作环境时，要注意每天开窗通风，每次约半小时，使空气清新、湿润、流通，既要避免烟雾、香水、空气清新剂等带有浓烈气味的刺激因素，也要避免吸入过冷、过干、过湿的空气。随着天气变化，要注意增减衣物，这样就能够有效防止因受凉诱发或加重肺系疾病。

说完了老年人和年轻人，我们最后讲讲祖国的未来——少年儿童，为什么他们也要注意肺的保养。

处在生长发育阶段的少年儿童，呼吸系统尚在发育，鼻腔短小，喉腔、气管、支气管相对狭窄，纤毛运动较差，软骨柔软，肌肉发育不完善，缺乏弹力组织，肺泡数量少，吸入空气中的多种有毒物质后会造成机体内环境紊乱、抵抗力下降，致使易患感冒等呼吸道传染病。因此，对于少年儿童，早期要加强卫生教育，使其养成良好的卫生习惯。因为少年儿童自我保护意识和免疫力相对薄弱，所以家长一定要培养孩子饭前便后用肥皂洗手的习惯，这样可以有效降低患流感、肺炎的风险。

　　无论是孩子还是成年人都应养成良好的生活习惯，尽量减低或避免因个人卫生问题而发生肺系疾病的概率。除此之外，科学合理的饮食调配，也会有很好的补肺效果。俗语说："养生当需食补，治病才用药疗。"所以不管是肺气虚的老年人，经常加班的年轻人，还是处于成长期的少年儿童都需要注意日常进补，喜欢喝水的可以常用生晒参、核桃仁、生姜、红枣来煎汤饮用，也可常吃些核桃仁、生姜；喜欢吃肉的可选用瘦羊肉加生姜、当归煮食；肺阴虚者可用百合、糯米、花生米煮粥食用，或以银耳配鲜梨炖汤服用，也可用百合、花生米配猪肺煮食，平时家里可常备一些鲜藕、白萝卜、胡萝卜、大白菜、梨、蜂蜜、银耳等食物，适当多吃也可以达到补气润肺的疗效。

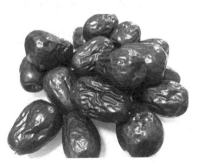

▲ 红枣

　　另外，由于老人、儿童以及朝九晚五的上班族基本上都属于亚健康状态人群，所以如果在肺需要进补的时候，一定要注意不能用"猛药"，用药过猛不仅不能达到治疗效果，还可能会造成肺的进一步伤害。

　　此外，持之以恒参加体育锻炼，有利于活化肺组织。不同年龄阶段的人可根据自己的体质来选择锻炼项目，比如跑步、打篮球、步行、打太极拳、跳健身舞、做广播体

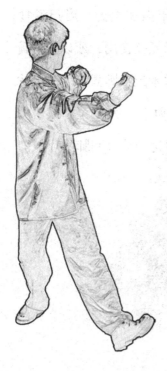

操、练气功等，都能有效改善肺活量。不管采用何种锻炼方法，都贵在持之以恒。其次，大家还应注重日常的自我保健，起居有度，保证睡眠，防寒保暖，心胸豁达，不要吸烟，这样才能保肺防虚，促进健康，祛病延年。

附录1 中医谣

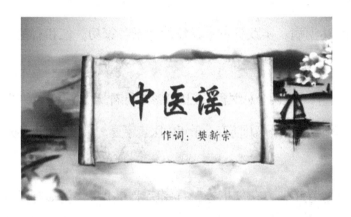

阴阳五行明，脏腑经络精，理法方药多变通，精髓在其中。
内经达温病，实践贯古今，岐伯仲景各家功，仁和又精诚。

一个整体观，两个总纲念，三因四诊五行断，六淫七情八纲辨。
未病须先防，既病乃防变，千年中医寰宇显，保我炎黄子孙健。

银针捻在手，良药笔下走，行家医术一出手，就知有没有。
银针捻在手，良药笔下走，行家医术一出手，就知有没有。

手把寸关尺，眼查天地人，轩辕文化蕴育了岐黄医术魂。

神州孕国粹，历久弥新存，院校师承继教行，薪火永传承。

阴阳五行明，脏腑经络精，理法方药多变通，精髓在其中。

内经达温病，实践贯古今，岐伯仲景各家功，仁和有精诚。

一个整体观，两个总纲念，三因四诊五行断，六淫七情八纲辨。

未病须先防，既病乃防变，千年中医寰宇显，保我炎黄子孙健。

银针捻在手，良药笔下走，行家医术一出手，就知有没有。

银针捻在手，良药笔下走，行家医术一出手，就知有没有。

手把寸关尺，眼查天地人，轩辕文化蕴育了岐黄医术魂。

神州孕国粹，历久弥新存，院校师承继教行，薪火永传承。

阴阳五行明，脏腑经络精，理法方药多变通，精髓在其中。

内经达温病，实践贯古今，岐伯仲景各家功，仁和有精诚。

手把寸关尺，眼查天地人，轩辕文化蕴育了岐黄医术魂。

神州孕国粹，历久弥新存，院校师承继教行，薪火永传承。

扫码观看《中医谣》MV

附录2 中华医道颂歌

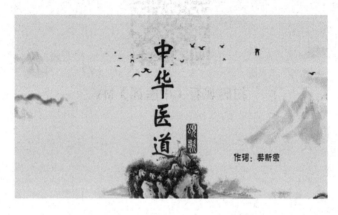

中华医道长，源流始炎黄，神农百草遍地尝，中药立津梁。

伏羲制九针，轩岐问道根，古义发皇博大深，荟萃疗效真。

忆往抚今事，法规重器立，迈步发展新时代，遵循规律不懈怠。

人类大健康，宝库精华扬，一带一路展翅翔，泽被华夏惠各方。

深邃智慧藏，养生理念彰，传承创新四海扬，魅力放光芒。

呦呦青蒿素，理明术精铸，丰富世界医学路，和合共赢图。

忆往抚今事，法规重器立，迈步发展新时代，遵循规律不懈怠。

人类大健康，宝库精华扬，一带一路展翅翔，泽被华夏惠各方。

忆往抚今事，法规重器立，迈步发展新时代，遵循规律不懈怠。

人类大健康，宝库精华扬，一带一路展翅翔，泽被华夏惠各方。

一带一路展翅翔，泽被华夏惠各方。

扫码观看《中华医道颂歌》MV